DE LA

SENSIBILITÉ ÉLECTRIQUE

DE LA PEAU

RECHERCHES EXPÉRIMENTALES

SUR LES CONDITIONS PHYSIQUES DE SON EXCITATION ET DE SON EXPLORATION

PAR

Le Dʳ Henry BORDIER

LICENCIÉ ÈS SCIENCES PHYSIQUES

Médecin-électricien à Lyon

AVEC 20 FIGURES INTERCALÉES DANS LE TEXTE

Mémoire couronné par la Faculté de médecine de Bordeaux
(Prix Godard de 2,000 fr.)

PARIS

LIBRAIRIE J.-B. BAILLIÈRE ET FILS

19, — RUE HAUTEFEUILLE, — 19

(près du boulevard Sᵗ-Germain)

1897

DE LA

SENSIBILITÉ ÉLECTRIQUE

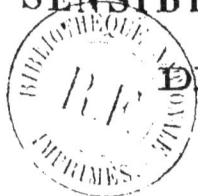

DE LA PEAU

DE LA

SENSIBILITÉ ÉLECTRIQUE

DE LA PEAU

RECHERCHES EXPÉRIMENTALES

SUR LES CONDITIONS PHYSIQUES DE SON EXCITATION ET DE SON EXPLORATION

PAR

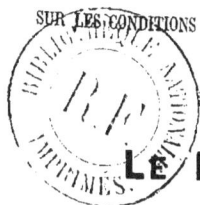

LE DR HENRY BORDIER

LICENCIÉ ÈS SCIENCES PHYSIQUES

Médecin-électricien à Lyon

AVEC 20 FIGURES INTERCALÉES DANS LE TEXTE

———

Mémoire couronné par la Faculté de médecine de Bordeaux
(Prix Godard de 2,000 fr.)

———

PARIS

LIBRAIRIE J.-B. BAILLIÈRE ET FILS

19, — RUE HAUTEFEUILLE, — 19

(près du boulevard St-Germain)

———

1897

———

DE LA

SENSIBILITÉ ÉLECTRIQUE

DE LA PEAU

*Recherches expérimentales sur les conditions physiques de son excitation
et de son exploration*

CHAPITRE Iᵉʳ

La sensibilité peut être définie : la propriété que possèdent les corps vivants d'être impressionnés par une excitation extérieure et de réagir contre elle ([1]).

Cette propriété se rencontre, dans le règne animal, chez les êtres placés tout à fait au bas de l'échelle, chez ceux qui ne sont constitués que par une simple cellule. Si l'on touche une amibe avec une tige de verre trempée dans de l'acide acétique dilué, on la verra se ratatiner sur elle-même et faire rentrer dans sa masse les prolongements par lesquels elle s'était élargie; l'animal a cherché à se soustraire à l'action de l'acide, il a *senti* et *réagi*.

Mais il faut remarquer que chez ces êtres inférieurs tout est sensible; les fonctions ne sont pas localisées, les mêmes organes sont doués, pour ainsi dire, de fonctions cumulatives : en un mot, la division du travail n'existe pas.

([1]) Voir Mathias-Duval, *Leçons sur la sensibilité*. Paris, 1881.

1

Chez les êtres plus élevés, au contraire, ce n'est plus tout l'organisme qui se contracte, comme chez l'amibe, mais ce sont des parties souvent très éloignées de la région périphérique excitée qui réagissent.

Ce transport de l'excitation partie de l'extérieur vers les organes qui reçoivent les impressions et qui distribuent les différents modes de réaction sensitive a lieu, chez les êtres un peu élevés dans la série animale, grâce au système nerveux.

Toute sensation exige le concours de trois facteurs : 1° une impression périphérique; 2° la conduction de cette impression; 3° sa réception centrale.

I. — S'il n'est pas absolument nécessaire, pour que l'impression sensitive ait lieu, que l'excitation soit portée tout à fait à la périphérie d'un nerf, il faut remarquer qu'une excitation est d'autant plus efficace qu'elle a lieu plus près de l'extrémité du nerf sensible. *A priori*, c'est évidemment le contraire que l'on pourrait croire.

Les extrémités nerveuses constituent les appareils terminaux des organes des sens (corpuscules du tact, cellules olfactives, cônes et bâtonnets de la rétine, etc.). Quelle que soit la nature de l'excitant, les mêmes doses d'excitation produisent un effet beaucoup plus considérable lorsqu'elles atteignent l'appareil terminal que lorsqu'elles sont portées sur l'appareil conducteur.

II. — L'impression une fois produite est conduite par le nerf sensitif jusqu'au centre, c'est-à-dire jusqu'au cerveau.

On peut se demander ce que conduit le nerf. Est-ce l'excitant lui-même qui est conduit? Est-ce tantôt de la lumière, tantôt de la chaleur, tantôt de l'électricité, etc.?

Une telle opinion serait évidemment absurde. Le nerf ne conduit pas l'agent qui l'a impressionné. On a voulu assimiler l'influx nerveux à un courant électrique et on a pensé que le nerf conduisait, après avoir été excité, du fluide électrique.

En plus des nombreuses réfutations qu'il est facile de faire à une telle hypothèse, il faut se reporter à ce que nous venons de dire précédemment : si c'était de l'électricité que conduit le nerf, il en résulterait que lors de l'*excitation électrique* d'un nerf, ce nerf conduirait l'*agent même* qui l'a impressionné; ce qui est contraire à ce que nous avons admis.

Nous croyons que le nerf conduit quelque chose qui n'est ni du fluide nerveux, ni du courant nerveux, mais bien de l'*énergie physiologique.*

Cette forme de l'énergie, dont on ne parle pas, doit exister cependant au même titre que les autres formes de l'énergie (mécanique, électrique, calorifique, etc.). *Le nerf sert simplement à faire un transport d'énergie à distance :* l'énergie produite par l'excitant (mécanique, calorifique, électrique, etc.) est transmise au cerveau par le nerf et ses terminaisons sensibles (corpuscules du tact, cellules olfactives, cônes rétiniens, fibres de Corti, etc.). C'est le filet nerveux qui sert d'*intermédiaire* pour transmettre l'énergie depuis la terminaison sensible jusqu'aux centres nerveux : le nerf est pour ainsi dire le *dépositaire* de cette énergie; l'excitant la lui confie, et il la restitue au cerveau.

III. — La réception des impressions nerveuses par les centres est un phénomène plus ou moins mystérieux en vertu duquel ce qui a été conduit par le nerf sensitif arrive à l'axe gris. Il peut alors se produire deux choses : ou bien l'énergie transmise par le nerf se propage tout le long de l'axe jusqu'au cerveau, et dans ce cas il y a *perception avec conscience,* ou bien la propagation s'arrête dans l'axe gris et s'y localise, en donnant lieu à des *actes réflexes.* Laissons de côté les actes réflexes pour ne considérer que les actes de perception consciente.

La production d'une sensation, c'est-à-dire la réception d'une excitation périphérique par le cerveau, est donc le résultat d'une transformation d'énergie; cette transformation, comme toutes celles qui se passent dans les corps inanimés, n'est pas instantanée : il faut un certain temps pour qu'elle ait lieu. Ce temps est ce qu'on appelle le *temps physiologique des perceptions:* c'est l'espace qui s'écoule entre la production d'une excitation périphérique et la réaction par laquelle nous manifestons l'existence d'une perception.

Plusieurs physiologistes ont cherché à déterminer la valeur de ce temps physiologique.

Cette durée varie suivant que le phénomène est ou n'est pas prévu. Voici quelques chiffres obtenus par Jaager :

Ouïe (bruit attendu)................	0 seconde 18
Ouïe (bruit inattendu)...............	0 — 25
Vue (étincelle électrique attendue).....	0 — 184
Vue (étincelle inattendue)............	0 — 356
Tact (côté excité connu d'avance).......	0 — 204
Tact (côté inconnu)................	0 — 272

On pourrait peut-être faire une objection concernant l'existence du temps physiologique et se demander si les différentes durées observées sont vraiment cérébrales, ou bien s'il ne s'agit pas là du temps nécessaire à l'ébranlement des organes périphériques? Il suffit de remarquer, pour être convaincu que ce temps est en grande partie cérébral, que *sa durée est abrégée par l'attention.*

On peut donc affirmer, avec le professeur Mathias-Duval, que la perception cérébrale est le résultat d'une transformation d'énergie et qu'elle est du domaine physico-chimique.

Une question qui mérite d'être examinée avec soin, au point de vue de la sensibilité électrique, c'est le *souvenir des sensations* ou des différentes intensités d'une même espèce de sensations. Peu de recherches ont été faites sur ce sujet. Cependant, le professeur Beaunis[1] a pu obtenir quelques résultats intéressants : il a reconnu que le souvenir d'une sensation ne s'affaiblit pas peu à peu par dégradations successives, mais bien brusquement, tout d'un coup; il fait pour ainsi dire le plongeon dans la conscience. Il y a, sous ce rapport, une corrélation remarquable avec ce qui se passe dans l'acte inverse, c'est-à-dire quand un mot ou un nom oublié reparaît dans le souvenir. Le mécanisme de la disparition du souvenir

[1] *Recherches sur la Mémoire des sensations (Revue philosophique,* 1888).

et celui de sa réapparition paraissent identiques, pour ce qui concerne la soudaineté du phénomène. On pourrait, d'après cet auteur, distinguer trois phases dans la disparition du souvenir d'une sensation : dans une première phase, le souvenir est conscient (phase du souvenir conscient); dans une deuxième phase, le souvenir conscient n'existe plus (phase du souvenir inconscient); enfin, dans une troisième phase, le souvenir conscient et le souvenir inconscient ont tous deux disparu (phase d'oubli total).

Il y aurait, d'après cela, une mémoire inconsciente ou organique et une mémoire consciente ou psychique qui se superpose à la première, mais qui doit en être séparée. La mémoire organique aurait probablement son siège dans les régions inférieures de l'encéphale (moelle allongée), tandis que la mémoire psychique se localiserait dans les hémisphères cérébraux.

D'après les résultats du professeur Beaunis, on voit combien il est difficile, pour ne pas dire impossible, de reproduire à des moments successifs une même sensation. Dans le cas de la sensibilité électrique, en particulier, on ne peut pas étudier l'influence d'une des circonstances intervenant dans un phénomène en cherchant à obtenir une sensation donnée, comme l'a fait cependant Boudet de Paris dans la détermination de l'influence de la densité électrique.

Il existe, au contraire, une sensation spéciale, remarquable, qui peut rendre de grands services dans l'étude des différentes sensibilités, et de la sensibilité électrique de la peau notamment, c'est la sensation qui a reçu le nom de *limite de l'excitation* ou de *minimum perceptible* ou encore de *seuil de l'excitation* (Reizschwelle).

Cette sensation remarquable est d'un emploi précieux dans l'étude des phénomènes sensitifs, en général. C'est celle qui a été choisie pour l'appréciation des différentes acuités (visuelle, auditive, gustative, etc.). La détermination de l'acuité visuelle, par exemple, se fait en plaçant le sujet à une très grande distance d'une ligne de caractères et en faisant approcher le sujet jusqu'à ce qu'il *commence* à pouvoir distinguer les lettres visées. C'est donc bien la limite de l'excitation, la sensation minima, qui est utilisée pour cette mesure.

Pour l'acuité auditive, la même méthode est encore employée.

Dans l'appréciation de la sensibilité gustative, on cherche aussi pour une substance donnée quelle est la proportion qui produit la *sensation initiale* gustative : MM. Gley et Richet[1] ont trouvé que la quantité de strychnine correspondant au seuil de l'excitation gustative est de $0^{gr}000003$.

Si nous sommes incapables de mesurer nos sensations, par suite du défaut de mémoire sensitive, si nous ne pouvons pas dire avec certitude que telle sensation est égale à telle autre, il nous est au contraire facile de reconnaître le moment du seuil de l'excitation, et de noter l'instant précis où une sensation débute.

Dans le cas de la sensibilité électrique en particulier (que nous sommes maîtres d'exciter d'une façon aussi lente que nous voulons, en faisant croître l'intensité de l'excitation, très doucement, à partir de zéro), le moment où la sensation *minima* se produit peut se déterminer avec une précision remarquable. Ce *minimum perceptible*, cette limite inférieure de l'excitation, constitue un excellent moyen d'étude de la sensibilité. Aussi, dans les recherches expérimentales contenues dans ce mémoire trouvera-t-on souvent mentionné le moment d'apparition de la sensation produite par les différentes formes de courant. Grâce au choix du minimum perceptible, nous avons pu étudier l'influence d'un assez grand nombre de conditions physiques sur la sensibilité électrique de la peau.

Pour terminer cet aperçu sur la sensibilité en général, nous rappellerons la loi psycho-physique de Fechner : *la sensation croît comme le logarithme de l'excitation*; ce qui veut dire que lorsque l'excitation croît suivant une progression géométrique

---

[1] Société de Biologie, 1885.

1, 2, 4, 8..., la sensation croît suivant une progression arithmétique 1, 2, 3, 4...

Cette loi de Fechner (qui n'est pas admise par tous les physiologistes) n'est plus vraie au delà d'une certaine intensité d'excitation qu'on pourrait appeler la *limite supérieure* ou *maximum d'excitation*. A partir de ce moment, en effet, la sensation change de caractère et se transforme en douleur ; mais si la limite inférieure, le seuil de l'excitation, est facile à déterminer, il n'en est pas de même de la limite supérieure. Il est bien malaisé, pour ne pas dire impossible, de reconnaître le moment précis où une sensation est ou n'est pas douloureuse.

Après avoir examiné les circonstances qui accompagnent les phénomènes sensitifs en général, nous devons indiquer maintenant les différents organes qui donnent à la peau sa sensibilité.

On trouve d'abord dans l'épiderme des terminaisons nerveuses, découvertes par Langherans en 1868 ; ces filets nerveux intra-épidermiques s'échappent du réseau nerveux du derme à l'état de cylindraxes nus, et cheminent dans la couche de Malpighi. Après un trajet plus ou moins sinueux, pendant lequel elles s'anastomosent et se divisent, elles se terminent par des boutons au-dessous de la couche granuleuse.

Ces terminaisons nerveuses sont les seules que l'on trouve dans l'épiderme ; elles sont importantes pour le sujet que nous traitons, car ce sont elles qui sont les premières soumises à l'action du courant électrique.

Les terminaisons nerveuses intra-dermiques sont connues sous le nom de corpuscules du tact ou *corpuscules de Meissner;* on les rencontre exclusivement aux extrémités terminales des membres, sur la main et le pied ; ils sont olivaires et remplissent presque complètement les papilles qui les contiennent. Ils mesurent en moyenne 150 μ de longueur sur 40 μ de diamètre ; on peut les comparer à une toupie sur laquelle serait enroulée une ficelle. Le cylindraxe s'enroule en effet autour d'une substance granuleuse possédant un noyau et se dilate ensuite en pénétrant dans son intérieur.

Une forme plus élémentaire se rencontre dans la conjonctive (corpuscules de Krause) ; le cylindraxe y entoure seulement une ou deux fois la substance granuleuse et ne forme quelquefois même qu'une simple boucle.

Sous le derme, et particulièrement dans le tissu graisseux du fascia superficialis, on trouve les *corpuscules de Pacini*. Ce sont des corps ovalaires visibles à l'œil nu et que, lorsqu'on dissèque dans la paume de la main les artères et les nerfs collatéraux, on rencontre abondamment sous la forme de grumeaux d'aspect graisseux, glissant sous la pince comme des noyaux de cerise qu'on chercherait à saisir. Ces corpuscules sont constitués par une série de membranes emboîtées les unes dans les autres ; les plus gros mesurent 4 millimètres et les plus petits 1 millimètre de long. Suivant leur grosseur, ils possèdent de 20 à 60 capsules enveloppantes qui circonscrivent une cavité paraissant contenir une partie liquide dans laquelle le cylindraxe se ramifie pour se terminer en une sorte de bouton qui présente un certain nombre de ramifications ; chacune de ces ramifications se termine par un petit renflement.

Ces corpuscules de Pacini n'appartiennent pas exclusivement aux nerfs de la peau ; on les trouve aussi sur le trajet des nerfs intercostaux, sur les nerfs articulaires, sur les nerfs des os et jusque dans le mésentère, où ils atteignent parfois leur plus haut degré de développement.

Ainsi, nous voyons que les nerfs ou terminaisons nerveuses chargées d'assurer la sensibilité de la peau sont au nombre de trois catégories : les corpuscules de Pacini, les corpuscules de Meissner et les terminaisons intra-épidermiques.

Demandons-nous maintenant quel est le rôle physiologique qui revient à chacune de ces modalités terminales. Les sensations que ces nerfs sont chargés de nous révéler sont-elles indépendantes les unes des autres ou, au contraire, ces diverses terminaisons nous procurent-elles indifféremment une sensation quelconque ?

L'étude physiologique nous montre que chaque terminaison nerveuse répond à une sensibilité propre.

Quel est le rôle des corpuscules de Pacini? La distribution anatomique de ces corpuscules et l'expérimentation prouvent que ces corpuscules sont destinés à nous donner les *sensations de pression*. La sensation de pression s'apprécie surtout quand le membre est immobile et repose sur un plan horizontal; si on se couche horizontalement et si on dépose sur le front divers poids, on peut distinguer, d'après Weber, ceux qui ne diffèrent que de 1/30. Le front est la région la plus sensible à la pression. La paroi abdominale l'est également d'une façon remarquable; on le constate d'une façon évidente dans certains cas de maladies.

L'avant-bras est également très bien doué sous le rapport de la sensation de pression. Or, nous avons vu que les corpuscules de Pacini se trouvent sur les nerfs intercostaux, sur les nerfs collatéraux des doigts; on les rencontre en grande abondance au niveau des nerfs articulaires où ils donnent la sensation des mouvements de déplacement des articulations, dans la plante des pieds où, par leur présence en cet endroit, nous pouvons juger, même à travers d'épaisses semelles, de la nature ou de l'élasticité du sol et guider ainsi notre marche d'après les sensations perçues.

Enfin, on les trouve bien répandus sur les nerfs du mésentère et de l'épiploon, et on connaît l'extrême sensibilité de l'abdomen à la pression. Le corpuscule de Pacini paraît donc préposé à la sensibilité à la pression; c'est ce que l'on admet généralement.

Les corpuscules de Meissner s'appellent, à cause de la fonction d'ont ils sont chargés, corpuscules du tact; ce sont eux, en effet, qui sont chargés de donner à la peau sa sensibilité au toucher : plus le tact est délicat dans une région cutanée, et plus les corpuscules de Meissner sont nombreux et développés.

Dans le cas des excitations électriques de la peau, on doit se demander quelles sont les terminaisons que le courant appliqué, qu'il soit galvanique, faradique ou statique, impressionne.

Il est difficile de se prononcer avant d'avoir exposé les recherches que nous avons faites pour arriver à savoir si la sensation
est due à une élévation de température ou à une action chimique
siégeant au niveau des électrodes, ou au courant lui-même ;
mais d'ores et déjà il est permis de penser que la sensibilité
électrique de la peau est due à l'excitation de tous les filets
nerveux terminaux.

Les lignes de flux du courant enlacent, pour ainsi dire, tout
le réseau sensitif de la peau, et il est difficile d'admettre que
toutes ces terminaisons sensitives soient excitées. L'excitant
électrique est, en effet, le plus puissant de tous, c'est pourquoi
son emploi est précieux pour interroger la sensibilité de la
peau. Quel que soit l'excitant, les sensations accusées par les
nerfs cutanés se transforment en *douleur* si l'excitation devient
relativement forte.

Lorsque l'excitation électrique est faible, lorsque, faisant
croître très lentement l'intensité du courant, on arrive à *sentir*
le début de l'excitation, il est permis de penser que ce sont
les *filets intra-épidermiques qui sont impressionnés*. La
répartition de ces prolongements intra-épidermiques est bien
différente de celle des corpuscules du tact ou de celle des
corpuscules de Pacini ; ces prolongements existent dans toute
la surface épidermique. Or, lorsque l'excitation électrique est
portée sur un point quelconque du corps, l'impression a lieu
aussitôt. Si les terminaisons nerveuses de Meissner ou de
Pacini étaient seules réceptrices de cette impression, nous ne
devrions que très faiblement sentir l'application du courant
dans les points où ces terminaisons sont ou absentes ou en
très petit nombre. Puisque nous sentons aussi bien le passage
des différentes formes du courant en un point de la peau
que dans tel autre, nous pouvons admettre que les organes
sensibles sont précisément les filets intra-épidermiques de
Langherans qui, eux, se trouvent partout.

Lorsque l'intensité du courant a une certaine valeur et que
l'excitation est forte, alors toutes les terminaisons sensibles

sont impressionnées; c'est ce qui permet d'expliquer pourquoi la sensibilité électrique des différentes régions de la peau n'est pas la même, pourquoi cette sensibilité est plus grande à la face, à l'avant-bras, etc.

Nous admettrons donc que, dans le cas d'un courant électrique faible produisant le commencement de la sensation, les nerfs sensibles impressionnés sont les filets intra-épidermiques, et que, dans le cas d'un courant fort, tous les nerfs sensibles de la peau sont impressionnés. Il y aurait ainsi une différence très nette, au point de vue des organes sensibles, entre l'excitant électrique et les autres excitants (température, pression, toucher).

La peau étant l'enveloppe du corps, toutes les applications électriques et électrothérapiques possibles ne peuvent être faites sans agir d'abord sur l'organe de recouvrement. Or, comme nous venons de le voir, les nerfs de sensibilité sont principalement répandus dans ce tégument; il en résulte que l'intensité que l'on veut donner à un courant électrique quelconque dépend, en première ligne, de la sensation plus ou moins douloureuse éprouvée par le malade au niveau des électrodes, c'est-à-dire au niveau de la peau. En d'autres termes, le courant électrique, quelle que soit la forme sous laquelle on le considère, ne peut agir sur les organes profonds (muscles, nerfs, etc.) qu'après avoir agi d'abord sur la peau et sur ses terminaisons nerveuses. Or, les effets thérapeutiques des courants dépendent surtout de la dose d'énergie que l'on peut faire pénétrer dans l'organe malade; cette quantité d'énergie, pour atteindre des parties profondes, comme la moelle, doit être la plus grande possible. Si la sensibilité de la peau est peu excitée, on pourra employer un courant très intense; mais si, au contraire, les conditions multiples qui rendent l'application du courant peu douloureuse sont mal remplies, on ne pourra employer qu'un courant très faible, trop faible souvent pour produire des effets thérapeutiques réels.

La sensibilité électrique de la peau est donc, on le comprend aisément, un des éléments les plus importants à considérer en électrothérapie.

La recherche des conditions qui entrent dans son excitation, l'étude de la genèse, pour ainsi dire, des phénomènes sensitifs de la peau, l'ensemble des procédés capables de rendre cette sensibilité aussi faible que possible, enfin la recherche des meilleures méthodes de son exploration, telles sont les questions que nous nous sommes posées et que nous avons essayé de résoudre.

Les cinq modes d'électrisation employés actuellement sont : 1º les courants galvaniques; 2º les courants faradiques; 3º les courants sinusoïdaux; 4º la franklinisation; 5º les courants de haute fréquence.

La sensibilité de la peau étant affectée d'une manière différente par chacune de ces cinq formes de courant, il est indispensable d'étudier séparément et successivement l'action de chaque forme sur les nerfs sensitifs cutanés. Nous allons faire cette étude dans l'ordre que nous venons d'indiquer.

CHAPITRE II

I. — Courants galvaniques.

Dans toutes les expériences que nous avons pu faire en étudiant la sensibilité électrique de la peau, nous avons toujours employé la *méthode monopolaire*, et non pas la méthode de la direction du courant (ascendant ou descendant). La méthode monopolaire est la seule méthode de recherches applicable : on sait qu'elle consiste à étudier la manière dont agissent, sur les différents organes, les deux pôles considérés isolément. Il y a, par conséquent, dans chaque cas, une *électrode active* qui est tantôt positive, tantôt négative, et une électrode de surface plus grande appelée *électrode indifférente*.

Demandons-nous quel est l'effet sensitif que produit sur la peau l'application du courant galvanique. Cet effet est lié d'abord à l'intensité du courant; suivant cette intensité, l'électrode active produit aux points de contact avec la peau une sensation de fourmillement, de chaleur, de rougeur, et même un exanthème quand le contact est prolongé assez longtemps.

La sensation est continue, comme le courant lui-même, elle est picotante; elle donne l'impression d'une chaleur qui, si l'intensité est suffisante, se convertit en une brûlure uniforme pouvant causer les douleurs les plus vives. Il faut noter que lorsque l'intensité du courant est assez grande par rapport à la surface de l'électrode, c'est-à-dire lorsque la densité électrique acquiert une certaine valeur, les excitations sensibles se manifestent non seulement sur l'endroit de la peau immédiatement recouvert par l'électrode active, mais aussi dans la région de distribution du nerf cutané, dont les terminaisons assurent la sensibilité à la peau et dont le tronc tombe en quelque point sous la surface de l'électrode.

La sensation de chaleur et de brûlure se produit parfois sans traces de rougeur, de même aussi qu'il y a souvent rougeur sans sensation de chaleur et de brûlure. Il n'est pas douteux que la sensation de brûlure, de même que celle du fourmillement et de la douleur, naît de l'excitation des nerfs sensitifs et non d'une dilatation des vaisseaux sanguins, qui ne produit que la rougeur.

Dans certaines affections, comme dans le tabes, on constate quelquefois que l'application de courants très intenses et très douloureux provoque à peine une rougeur de la peau. Ce phénomène tient probablement à ce que les nerfs sensitifs cutanés sont très émoussés et que la sensibilité électrique est diminuée, comme la sensibilité au contact et à la piqûre. En plus de la rougeur que prend habituellement la peau sous l'action du courant galvanique, on voit se produire la chair de poule, c'est-à-dire la proéminence en forme de cônes des follicules pileux; cette chair de poule se transforme, si le courant est assez fort, en une véritable éruption formée par des vésicules, des papules ou des plaques saillantes très prononcées. Après plusieurs applications du courant en un même point, on constate un épaississement de l'épiderme, et plus tard une desquamation légère qui produit un prurit assez intense.

La sensation que nous venons de décrire produite sur la peau par le courant galvanique, n'est pas toujours la même; ainsi Ritter (¹) prétend que parfois on éprouve à l'un des pôles une sensation de froid à la peau

Eckhard dit que « les douleurs sont ressenties non seulement au point d'entrée et de sortie du courant, mais encore dans les articulations, dès qu'on enferme le corps humain dans des piles voltaïques formées par un grand nombre d'élé-

(¹) Remak, *Galvanothérapie*, p. 41.

ments ». Il est probable que cet auteur veut parler des articulations des doigts lorsqu'on ferme, à l'aide de deux doigts
voisins, par exemple, le circuit d'une pile énergique.

D'après Landois, l'excitation sensitive de la peau par les
courants galvaniques provoque des sensations différentes dans
des points différents, très circonscrits de la peau : « En un
point, elle ne donne lieu qu'à la douleur; en un autre, à une
sensation de froid; à un troisième, à une sensation de chaud;
à un quatrième, à une sensation de pression ([1]). »

Nous n'avons jamais remarqué une telle différence et une
telle variété de sensations, bien que nous ayons eu à maintes
reprises l'occasion de porter les électrodes sur tous les points
de notre corps.

Pour Duchenne de Boulogne, le courant galvanique est
moins douloureux que le courant faradique rapidement interrompu, et pour lui « 120 éléments Bunsen donnent à peu près
la même sensation à l'ouverture que 20 éléments à la fermeture » ([2]). Remak ajoute ([3]), assez malicieusement d'ailleurs,
qu'il faut croire que la batterie se trouvait en bien mauvais
état, car il ne peut comprendre « que cet électricien ait un
derme si épais ou les nerfs si peu sensibles pour pouvoir
supporter un pareil courant » !

Les sensations produites par le pôle positif et par le pôle
négatif sont bien différentes. Avec l'ancienne méthode, qui ne
considérait que la direction du courant, la différence des deux
pôles était difficile à constater, et on ne s'en préoccupait pas
beaucoup. C'est Grapengiesser qui a, le premier, insisté sur
ces différences qualitatives : « Dans toutes les conditions, dit-il,
aussi bien au moment que pendant la fermeture de la chaîne,
le pôle zinc a une plus forte action. »

Remak confirme l'opinion de Grapengiesser sur la prédomi-

([1]) Landois, *Traité de Physiologie*, t. IV, p. 913.
([2]) Duchenne de Boulogne, *De l'Électrisation localisée*, p. 16.
([3]) Remak, *loc. cit.*

nance du pôle négatif. Voici ce qu'il écrit : « Si l'on applique les deux électrodes sur deux points qu'on peut supposer égaux par rapport à l'épaisseur de l'épiderme et à l'excitabilité de l'expansion nerveuse, l'application des électrodes étant prolongée, les malades désignent le pôle zinc comme étant le plus douloureux ; et lorsqu'on enlève les électrodes, les altérations de la peau au pôle zinc confirment pleinement ces données. »

La sensation du pôle négatif est celle d'une brûlure comme celle que produit la farine de moutarde ou un sinapisme, tandis que, à intensité égale, la sensation du pôle positif est celle d'un picotement particulier se distinguant, avec un peu d'habitude, de la sensation obtenue par le pôle négatif.

Nous devons maintenant nous demander à quoi est due la sensation particulière produite à chaque pôle par le courant galvanique, et par quel mécanisme a lieu cette sensation.

Boudet de Pâris a cherché à expliquer le sentiment de chaleur au point d'application de l'électrode, par la transformation de l'énergie électrique en énergie calorifique ; il s'est demandé si la loi de Joule ne permettrait pas d'expliquer cette sensation par la quantité de chaleur libérée par le courant. L'épiderme, comme on sait, possède une grande résistance : il ressemble, au point de vue électrique, à un vernis recouvrant tout le corps humain. Le courant arrivant au corps par les électrodes a donc à vaincre une grande résistance. Or, d'après la loi de Joule, la quantité de chaleur qui apparaît dans un conducteur dont la résistance est R, s'exprime par la formule

$$Q = K \times R \times I^2 \times t$$

pour une intensité donnée, la quantité de chaleur est proportionnelle à la résistance du conducteur.

Boudet de Pâris a essayé d'appliquer cette loi au corps humain traversé par un courant d'intensité connue ; il admet, avec Dubois-Reymond, que la résistance de l'épiderme est égale aux 4/5 de la résistance totale du corps. Pour une surface donnée des électrodes, si la résistance totale comprise

entre ces électrodes est de 1,000 ohms, la résistance de
l'épiderme seul est de

$$1,000 \times \frac{4}{5} = 800 \ \omega.$$

Dans ces conditions, un courant de 20 mA. produit, après un
quart d'heure, une quantité de chaleur de 84,9 calories-
gramme-degré pour 1,000 ohms, ce qui fait 67,92 calories
pour les 800 ohms de l'épiderme. Si cette quantité de chaleur
se répartit également aux deux électrodes, il reste 34 calories
pour chacune d'elles; on pourrait, d'après cela, calculer le
nombre de degrés dont la température doit s'élever, si l'on
connaissait le poids de l'eau imbibant les électrodes. Boudet
de Pâris admet que chaque électrode retient 20 grammes d'eau.
Ce nombre est bien variable et il dépend de bien des conditions;
en faisant le calcul, on trouve comme élévation de température 1°,7. Ainsi, en admettant ce qui précède, un courant de
20 mA. élève la température de l'épiderme recouvert par les
électrodes de 1°,7, après un quart d'heure.

Boudet de Pâris a tenté de vérifier par l'expérience ce que le
calcul indique. Pour cela, il a placé un thermomètre entre
l'électrode et la peau, et avec un courant de 22 mA. il a trouvé
après un quart d'heure que son thermomètre marquait 1°,4
de plus qu'avant le passage du courant.

Il y a lieu de se demander si cette méthode de détermination
des températures est bien exacte : on comprend, en effet,
combien il doit être difficile d'appliquer exactement une électrode sur la peau lorsqu'il y a au-dessous d'elle un réservoir
thermométrique; la surface cutanée recouverte est néces-
sairement diminuée dans ces conditions. De plus, la dimen-
sion de l'électrode utilisée par cet auteur n'est pas mentionnée;
le signe du pôle de cette électrode n'est pas non plus indiqué.
Enfin, nous ne croyons pas qu'il soit possible d'appliquer
le calcul et les résultats qu'il fournit à un conducteur doué
de vie comme le corps humain. Les phénomènes se compli-

quent immédiatement par suite des phénomènes circulatoires et des actions vaso-motrices.

Il n'y a, par conséquent, que l'expérience qui puisse fournir des indications exactes sur l'effet thermique cutané produit par le passage du courant galvanique, et, dans ces expériences, il est indispensable de tenir compte du signe de l'électrode dont on étudie l'action sur la température locale de la région soumise à l'électrisation.

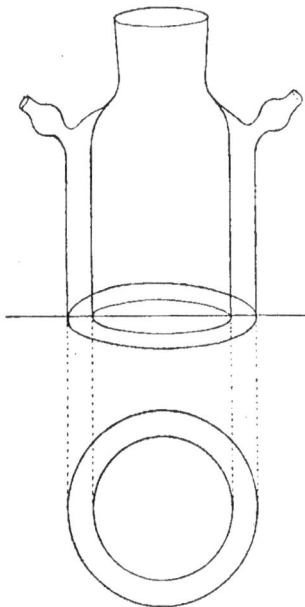

Fig. 1. — Cupule-électrode du prof. Bergonié.

L'expérience que nous venons de mentionner [1] est, croyons-nous, la seule qui ait été faite sur l'homme, sur cette question intéressante [2]. Aussi avons-nous entrepris des recherches méthodiques dans ce sens, afin d'avoir quelques renseignements sur le mécanisme de la sensibilité électrique de la peau par les courants galvaniques.

Nous avons pensé à employer l'électrode particulière imaginée par M. le professeur Bergonié et présentée par lui à la Société d'Anatomie et de Physiologie de Bordeaux.

Elle se compose (*fig.* 1) de deux cylindres concentriques en verre et soudés à leur partie supérieure ; le premier cylindre est prolongé par un goulot où l'on peut fixer un bouchon destiné

---

[1] Boudet de Paris, *Revue générale de médecine*, 1882, p. 261.

[2] M. Lecercle s'est occupé récemment (Académie des Sciences, séance du 24 juin 1895) de la modification de la température cutanée du lapin ; mais il n'a étudié que ce qui se passe entre les électrodes et non pas la modification apportée par le passage d'un courant galvanique dans la température de la peau située au-dessous des électrodes.

à maintenir différentes tiges; le cylindre extérieur, qui forme un manchon au premier, porte deux tubulures qui permettent de produire un vide partiel dans l'espace annulaire, compris entre les deux cylindres. La partie inférieure de ces cylindres de verre est bien rodée et peut s'appliquer exactement sur une région quelconque du corps. Si l'on place un liquide dans la cupule intérieure, ce liquide repose sur la peau et peut amener le courant dans cette région. Si l'on place, comme l'a fait M. Bergonié, une solution de NaCl à 7 0/00 dans cette cupule et que l'on fasse passer dans le bouchon une tige d'argent terminée par un disque recouvert de chlorure d'argent fondu, on réalise une électrode impolarisable comme celle de d'Arsonval pour l'électro-physiologie. Par cette disposition, on voit que l'on a une véritable électrode liquide très commode pour le genre de recherches que nous nous sommes proposées.

Les expériences de Boudet de Pâris, comme on l'a vu, ne tenaient aucun compte du signe du pôle appliqué sur la peau. Nous en avons toujours tenu grand compte, au contraire, et les résultats obtenus prouvent que cette précaution est utile à prendre.

On attendait, avant de faire passer le courant, que la température soit bien stationnaire; dans ces conditions, la fixité de la colonne mercurielle est très lente à se produire : il faut plus d'une heure. On faisait alors commencer le courant, et la variation thermométrique était notée avec soin.

1re EXPÉRIENCE. — Électrode liquide *négative* fixée sur l'avant-bras. Température initiale, 31°.

Intensité du courant, 6,5 mA. Durée, 8 minutes :

1re minute............................	31°
2e —	31
3e —	31,05
4e —	31,1
5e —	31,2
6e —	31,25
7e —	31,3
8e —	31,4

Accroissement de la température, 0°,4.

Pour pouvoir comparer entre elles les ascensions thermométriques et leur marche, il était utile de faire une expérience
avec le pôle positif en employant la même intensité et en
notant, toutes les minutes, la température.

2ᵉ EXPÉRIENCE. — Pôle *positif* actif. Température initiale, 32°,2.

Intensité, 6,5 mA. Durée, 8 minutes :

1ʳᵉ minute..............................	32°05
2ᵉ —	32,1
3ᵉ —	32,2
4ᵉ —	32,35
5ᵉ —	32,4
6ᵉ —	32,6
7ᵉ —	32,75
8ᵉ —	32,8

L'élévation est ici de 0°,6 ; on voit par ce tableau que l'élévation s'est faite aussitôt la fermeture du courant, contrairement à ce qui s'était passé avec le pôle négatif.

Devant ces résultats, il était permis de se demander si la
marche ascensionnelle, différente pour les deux pôles, était
due à un phénomène purement physique, ou bien à un phénomène biologique résultant d'actions vaso-motrices ou autres.

Nous avons été ainsi amené à faire des expériences en
opérant sur un corps inerte. Pour cela, nous avons remplacé
les tissus par des couches de papier buvard : sur une électrode
ordinaire, nous avons mis un paquet de papier buvard formé
de vingt feuilles. Le tout étant bien humecté, nous avons
placé par-dessus notre cupule contenant de l'eau à la température ambiante ; en exerçant une pression suffisante, on obtient
une fermeture hermétique pendant la durée de l'expérience.

Dans ces conditions, voici les chiffres obtenus :

Pôle positif. Température initiale, 20°,7.

Intensité du courant, 6,5 mA. Durée, 5 minutes :

1ʳᵉ minute..............................	20°8
2ᵉ —	20,9
3ᵉ —	21,1
4ᵉ —	21,2
5ᵉ —	21,3

Élévation de la température, 0°,6. On remarquera que l'ascension du thermomètre s'est faite régulièrement et d'une façon continue.

Pôle négatif. Température initiale, 20°,8.

Intensité, 6,5 mA. Durée, 5 minutes :

1re minute	20°9
2e —	21
3e —	21,2
4e —	21,3
5e —	21,4

L'élévation de température est encore de 0°,6, et l'on peut voir que la marche ascensionnelle est exactement la même qu'avec le pôle positif. Ce résultat n'a rien de surprenant, car l'accroissement de température constaté ici est régi par la loi de Joule, et l'on sait que les effets calorifiques des courants sont indépendants du sens de ces courants.

Quoi qu'il en soit, ces expériences permettent de penser que les phénomènes circulatoires interviennent, pour une certaine part, dans l'accroissement de température constaté précédemment, lorsque la cupule est placée sur la peau.

Nous avons continué alors nos recherches dans ce sens, et nous nous sommes demandé, l'eau étant mauvaise conductrice, s'il n'y avait pas avantage à la remplacer dans notre cupule par un liquide bon conducteur : nous lui avons, en effet, substitué du mercure. La résistance de ce métal, sous la petite épaisseur présentée, était évidemment négligeable : il ne pouvait donc pas y avoir apparition de chaleur sensible par suite de cette très faible résistance.

Enfin, la conductibilité du mercure pour la chaleur était une considération importante au point de vue des indications fournies par le thermomètre. L'inconvénient de l'emploi du mercure à la place de l'eau, c'est la vive douleur que produit le courant lorsque l'électrode appliquée sur la peau est métallique; aussi on ne peut employer que de faibles intensités.

La cupule étant fixée sur l'avant-bras du sujet, on la remplit

de mercure ; par le bouchon passent le thermomètre et le charbon qui plongent dans le mercure. Lorsque la température
est bien stationnaire, on relie le charbon au fil conducteur à
l'aide d'un serre-fil.

Expérience avec le *pôle négatif actif*. Température initiale, 30°,8.

Intensité, 2,5 mA. Durée, 5 minutes :

1re minute...	30°8
2e —	30,9
3e —	31
4e —	31,15
5e —	31,2

La colonne thermométrique s'est élevée de 0°,4 ; l'ascension
s'est faite lentement et n'a commencé que vers la deuxième
minute. Le sujet a éprouvé une vive brûlure au niveau de
l'électrode de mercure et il s'est formé de petites phlyctènes.

Expérience avec le *pôle positif*. Température initiale, 30°,6.

Intensité, 2,5 mA. Durée, 5 minutes :

1re minute...	30°7
2e —	30,85
3e —	30,95
4e —	31,2
5e —	31,3

L'élévation de température est de 0°,7. De plus, on voit que
l'ascension thermométrique a eu lieu *de suite ;* ce qui est bien
différent de ce qui s'est produit avec le pôle négatif.

Il faut encore mentionner que la douleur a été moins vive
que dans l'expérience précédente.

Si l'on construit une courbe pour chaque pôle, on constate
que l'élévation de la température locale de la région cutanée
soumise à l'action du courant se fait, au pôle négatif, suivant
une courbe dont la *concavité est tournée vers le haut,* tandis
que l'élévation qui correspond au pôle positif est représentée
par une courbe à *concavité tournée vers le bas ;* de plus, cette

dernière courbe s'élève plus haut que la première. Ces résultats
expérimentaux sont, comme on le voit, très intéressants en
même temps que nouveaux.

Mais une question pouvait encore se poser : l'élévation de
température mise en évidence par toutes les expériences précédentes est-elle due à une transformation d'énergie électrique
en énergie calorifique s'effectuant
au niveau de l'épiderme, au point
où le courant passe de l'électrode
liquide dans l'épiderme très résistant, ou bien cette élévation est-
elle le résultat d'actions vaso-
motrices produites par le passage
du courant?

Pour résoudre nettement cette
question, nous avons pu faire des
expériences qui ne laissent aucun
doute. Il s'agissait de soumettre
une certaine région à l'action du
courant galvanique et à voir ce
que devenait la température locale
de cette région. Grâce à la cupule-
électrode du professeur Bergonié,
nous avons pu faire très commo-

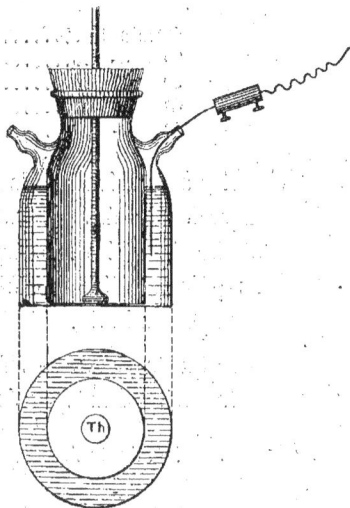

FIG. 2. — Cupule-électrode
avec liquide dans l'espace
annulaire.

dément cette détermination. Ayant fixé solidement l'électrode
sur l'avant-bras, nous avons introduit de l'eau *dans l'espace
annulaire* et par l'une des tubulures, un fil de platine relié,
soit au pôle positif, soit au pôle négatif.

Dans le cylindre intérieur, et maintenu par un bouchon de
caoutchouc (*fig.* 2), était un thermomètre à température locale
de Seguin. Dans ces conditions, le courant agit sur une portion
annulaire de la peau, et c'est la température du centre de cette
région cutanée que l'on observe. Il est évident que si le thermomètre indique une variation de température, celle-ci ne
pourra être attribuée qu'à des phénomènes vaso-moteurs.

Or, voici les résultats d'expériences faites avec le pôle négatif et avec le pôle positif.

Avant de faire passer le courant, on a attendu que le thermomètre se fixe bien.

1re EXPÉRIENCE. — *Pôle négatif.* Température initiale, 32°,4. Intensité, 4 mA. Durée, 5 minutes :

1re minute.............................	32°4
2e —	32,5
3e —	32,6
4e —	32,65
5e —	32,7

Il y a eu élévation de la température de la région autour de laquelle passait le courant. Cette élévation a été faible (0°,3) et elle s'est faite comme dans les autres expériences relatives au pôle négatif, c'est-à-dire lentement et seulement vers la deuxième minute.

2e EXPÉRIENCE. — *Pôle positif.* Température initiale, 32°,5. Intensité, 4 mA. Durée, 5 minutes :

1re minute.............................	32°6
	32,7
	32,8
2e —	32,9
	32,95
	33,
3e —	33,05
4e —	33,1
5e —	32,2

L'élévation a été plus prononcée qu'avec le pôle négatif; elle est de 0°,7, et la marche ascensionnelle s'est faite rapidement, dès l'établissement du courant. C'est ce que nous avions déjà vu dans les expériences précédentes. Si on rapproche les élévations de température constatées dans ces deux expériences de celles obtenues précédemment, on voit qu'elles sont du même ordre de grandeur. Comme, par le dispositif employé, l'accroissement de la température ne peut pas être attribué à une transformation d'énergie, on est obligé de conclure que cet accroissement est le résultat des *actions vaso-motrices* produites par le courant galvanique. Les courbes construites en prenant les accroissements thermiques pour ordonnées et les minutes pour abscisses (*fig. 3*), présentent la même allure que celles dont nous avons parlé précédemment : la courbe correspondant à la cathode est encore concave en haut, celle correspondant à l'anode est convexe en haut.

Ces graphiques qui parlent bien aux yeux peuvent se traduire

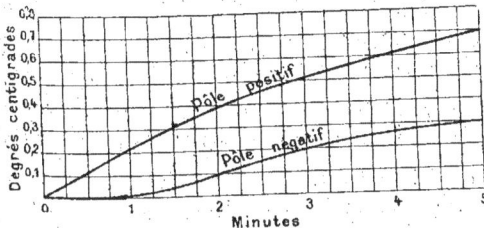

Fig. 3. — Courbes de la variation de la température locale de la peau.

en langage ordinaire, et l'on peut dire que les phénomènes vaso-moteurs apparaissent lentement à la cathode et beaucoup plus vite à l'anode. Ce résultat, déduit des chiffres trouvés par l'expérience, se vérifie exactement pendant l'expérience : notre électrode de verre, par sa transparence, permet de voir les modifications de la circulation cutanée dans l'espace circulaire entouré par le liquide conduisant le courant.

Or, on constate très nettement qu'au début du passage de ce courant, quand le liquide est relié au pôle négatif, la peau prend une teinte pâle; après une ou deux minutes, elle commence à devenir rose, puis rouge, lorsque le courant dure un certain temps. Avec le pôle positif, au contraire, on voit d'emblée apparaître une rougeur de la peau très accentuée, qui persiste pendant tout le passage du courant. Ces apparences vasculaires des régions cutanées sont, comme on peut le constater, bien en rapport avec les indications thermométriques.

D'ailleurs, l'électrothérapeute bien connu, le professeur Erb, avait remarqué ces apparences que présente la peau avec les deux pôles, et voici comment il s'exprime :

« A la cathode, vous voyez fréquemment au début un rétrécissement des vaisseaux et de la *pâleur de la peau*, puis une rougeur pâle et rosée; lors de l'ouverture du courant, une rougeur longue et intense se montre et reste à la place de l'électrode.

» A l'anode, se manifeste *instantanément* une rougeur intense, foncée, et pareille à l'écarlate; après l'ouverture, la rougeur se maintient très longtemps, puis vient une desquamation abondante de l'épiderme (1). »

Ces lignes sont tout à fait conformes à ce que nous avons observé nous-même et sont une véritable confirmation de nos résultats expérimentaux.

Maintenant que nous connaissons aussi exactement que possible l'action calorifique des courants galvaniques au niveau des électrodes, nous devons nous demander si la sensation ressentie à ce niveau pendant le passage du courant est due à l'élévation de température mise en évidence par nos expériences.

Est-il possible qu'un accroissement de quelques dixièmes de degré et même de 1 degré produise ce sentiment de chaleur, si net pourtant?

Évidemment non. Il est aisé de comprendre que si l'on remplaçait une électrode par un corps de mêmes dimensions et dont la température serait supérieure de $0°,7$ ou $1°$ à celle de la peau, nos nerfs sensitifs placés au-dessous ne seraient pas impressionnés de la même manière, ne ressentiraient pas du tout le même effet que dans le cas du passage du courant; on est donc obligé de conclure que les courants galvaniques produisent une élévation de température, liée bien plutôt à des phénomènes vaso-moteurs qu'à une transformation de l'énergie

---

(1) Erb, *loc. cit.*, p. 108.

électrique au niveau de l'épiderme, mais que cette élévation de température est insuffisante pour provoquer la sensation observée.

Il est logique de chercher maintenant si cette sensation est le résultat d'autres actions de l'électricité, d'actions chimiques, par exemple.

La question des effets chimiques du courant sur la sensation cutanée avait peu été étudiée avant les travaux que M. Labatut, de Grenoble, a publiés récemment sur ce sujet.

Pour lui, la cause exclusive de la sensation électrique réside dans l'action sur les nerfs sensitifs des produits caustiques formés par électrolyse interstitielle[1]; en sorte qu'il ne pourrait y avoir production de phénomènes douloureux que là où il y a électrolyse.

« Ce n'est pas, dit-il, à l'énergie électrique considérée en elle-même que nous devons attribuer la douleur; le facteur qui nous apparaît en relation avec le phénomène douloureux est le transport des éléments de décomposition électrolytique. »

Examinons d'abord ce qui se passe, au point de vue des échanges chimiques, lorsque le corps est traversé par le courant galvanique. Le corps des animaux, ainsi que celui de l'homme, est un conducteur électrolytique; comme tel, il est le siège de déplacements matériels, car les masses électriques sont liées aux ions qui se déplacent avec elles. Ces ions tendent à se porter à leurs pôles respectifs; mais, pour y arriver, il faudrait qu'ils ne subissent pas en route d'action secondaire et qu'ils aient le temps de saturer l'organisme.

Au niveau des électrodes, que nous supposerons constituées par une masse spongieuse recouverte d'une plaque métallique, les produits de la décomposition électrolytique libérés sont-ils en contact avec la peau?

La réponse est facile à faire, si on se reporte à la théorie de Grotthus, qui s'applique aussi bien au cas de plusieurs électrolytes qu'au cas d'un seul. D'après cette théorie, les éléments

---

[1] *Archives d'élect. méd.*, 1895, p. 498.

de la décomposition n'apparaissent jamais que sur les *élec-trodes* (métal ou charbon); sur tout le reste du parcours du courant (entre le métal de l'électrode et la peau, par consé-quent, et à chaque pôle), il y a un simple échange molécu-laire, une simple décomposition des éléments salins de la substance, *suivie de leur reconstitution immédiate.*

L'action polaire proprement dite a donc lieu, dans les appli-cations électrothérapiques, au niveau du métal de l'électrode et non pas au niveau de la peau.

Quels sont les produits électrolytiques déposés aux deux pôles dans ces conditions? Le liquide employé pour humecter les électrodes est, le plus habituellement aujourd'hui, de l'eau ordinaire. Or, l'eau ordinaire est une solution étendue de sels alcalins ou alcalino-terreux, à l'état de carbonates, de sulfates, de chlorures, etc. Ce sont les carbonates qui dominent à l'état de bicarbonate de chaux; c'est, par conséquent, sur ce sel que porte principalement l'électrolyse, comme l'indique avec raison M. Labatut :

A l'électrode positive, de l'oxygène et de l'acide CO_2 sont mis en liberté; CO_2 se dissout en partie.

A l'électrode négative, du calcium se porte sur le métal de l'électrode ; mais il est immédiatement converti en chaux et en carbonate neutre de chaux, par suite des actions secon-daires de l'électrolyse. La formation de cristaux rhomboédri-ques est la meilleure preuve de l'existence de cette réaction.

Voilà les composés qui apparaissent aux deux électrodes. Peut-on leur attribuer la cause des effets sensitifs obtenus par l'application du courant galvanique?

C'est l'opinion de M. Labatut : « Pendant le premier temps de l'opération, les terminaisons des nerfs sensitifs sont en relation avec les déplacements des éléments normaux de l'organisme; pendant le second temps, les éléments étrangers issus des bains-électrodes viennent au contact de ces termi-naisons [1]. »

---

[1] *Archives d'élect. méd.*, 1895, p. 499.

Pour cet expérimentateur, l'élément douleur est en relation avec la *qualité* des éléments déplacés qui viennent au contact des terminaisons nerveuses.

Il est bien probable que la sensation provoquée par le courant galvanique reconnaît pour une certaine part le mécanisme invoqué de la libération des ions. Cette cause est manifeste dans le cas où l'électrode appliquée sur la peau est en métal ou en charbon; les éléments de la décomposition électrolytique se dégagent au niveau même des terminaisons intra-épidermiques et la sensation qui en résulte est immédiatement très douloureuse.

Mais doit-on ne reconnaître comme efficaces que les actions chimiques, et la sensation qui apparaît au niveau de la peau, sous des électrodes bien construites, n'est-elle, en aucune façon, le résultat de l'excitation des filets nerveux sensitifs *par le courant lui-même?*

Il est bien permis de penser que nos nerfs sensitifs répondent au courant galvanique continu comme le font les nerfs moteurs et les muscles, lorsque l'intensité arrive à une certaine valeur.

Avec une faible intensité, les nerfs moteurs ne sont excités que par l'état variable du courant, tandis qu'avec un courant suffisamment intense, ils sont excités pendant toute la durée du passage du courant, et ils le manifestent par un tétanos persistant.

Pour les nerfs sensitifs, au contraire, un courant de faible intensité produit immédiatement leur excitation, et cela, pendant toute la durée du courant. Il y a entre ces deux catégories de nerfs, au point de vue de la manière dont ils réagissent au courant galvanique continu, une simple différence quantitative : les nerfs sensitifs sont les premiers impressionnés, puis, l'intensité augmentant, les nerfs moteurs réagissent à leur tour, l'excitation sensitive existant toujours et à un degré proportionnel à l'intensité employée.

Une considération qui semble indiquer que l'effet sensitif produit au niveau de la peau par le passage du courant peut être attribué à ce courant lui-même, c'est la diminution de la sensation douloureuse qui se manifeste un certain temps après que le courant est établi.

C'est un fait bien connu des médecins-électriciens et qu'on observe journellement : un malade soumis à un courant d'une intensité donnée éprouve au début, pendant les premières minutes, une sensation désagréable; quelques minutes se passent, et la sensation est moins vive. On peut augmenter alors l'intensité, et le malade arrive à supporter une intensité que tout à l'heure il avait été incapable d'admettre.

Or, si cette sensation était le résultat de l'action des composés chimiques mis en liberté par le courant, il semble que la douleur persisterait avec la même valeur tant que durerait la formation de ces composés, et qu'en augmentant la durée du courant on devrait augmenter aussi le degré de la sensation, puisque la quantité de produits caustiques formés est proportionnelle à la quantité d'électricité employée.

En admettant, au contraire, que les nerfs sensitifs sont excités par le courant, c'est-à-dire par le flux d'électricité qui s'écoule à travers ces nerfs, on comprend bien plus facilement la diminution de sensibilité que l'on constate après quelques minutes de durée du courant, car l'excitation sensitive par l'électricité doit être suivie de fatigue, comme cela a lieu pour l'excitation motrice par ce même agent physique. Cette fatigue nerveuse doit fatalement exister aussi bien pour les nerfs sensitifs que pour les nerfs moteurs.

Un point mérite encore d'être envisagé : lorsque le courant est appliqué sur le corps à l'aide d'électrodes, la sensation commence *dès l'établissement du courant*.

Si les nerfs sensitifs étaient impressionnés seulement par les composés formés par l'électrolyse, cette concordance existerait-elle réellement? Éprouverait-on la sensation aussitôt la fermeture du circuit?

On doit bien admettre qu'il faudrait un certain temps pour que les produits de l'électrolyse soient en assez grande quantité pour agir sur les terminaisons nerveuses sensitives.

Les nerfs sensitifs nous paraissent excités par le courant galvanique de la même façon que les *nerfs sécrétoires*. Tous les électrophysiologistes ont constaté que lorsqu'un pôle est placé dans le voisinage de la face, le sujet se met à *saliver abondamment*; on ne saurait invoquer ici le mécanisme des effets électrolytiques, qui ne pourraient expliquer aucunement cette sécrétion salivaire. Il faut donc reconnaître que, dans ce cas, c'est bien le *courant lui-même* qui agit comme excitant physiologique des nerfs sécrétoires. Or, les nerfs sensitifs sont, comme les nerfs sécrétoires, des nerfs centripètes; ils sont de même ordre au point de vue physiologique. C'est une raison de plus pour admettre que si le courant est capable d'exciter les uns, il y a beaucoup de chances pour qu'il excite les autres.

Bien que faisant jouer aux corps chimiques électrolytiques un certain rôle dans la sensation causée par le courant galvanique, Erb admet cependant qu'une certaine partie de cette sensation est sans doute l'*action directe du courant* sur les organes sensibles de la peau.

C'est aussi l'opinion du Grützner: pour ce physiologiste, les nerfs centripètes (sensitifs, excito-moteurs, bout central du pneumo-gastrique) sont excités par l'action directe du courant[1].

Enfin l'étude des secousses sensitives que nous ferons bientôt est un argument qui semble prouver également que c'est bien au courant lui-même qu'il faut attribuer la sensation produite.

Il n'y a pas que le régime permanent du courant galvanique qui excite les terminaisons nerveuses sensitives : l'état variable de fermeture et d'ouverture du courant produit aussi une sensation aux points où sont appliquées les électrodes, comme ce même état variable produit une contraction musculaire par excitation des nerfs moteurs.

---

[1] Beaunis, *Physiologie*, t. 1, p. 636.

Avant d'étudier les effets sensitifs dus à cette période variable, nous croyons utile de bien préciser les conditions physiques qui correspondent à la fermeture et à la rupture du courant galvanique et de montrer en particulier quelle est la forme de l'excitant physique dans ces conditions.

Lorsque l'on établit le courant d'une manière lente et progressive à l'aide d'un rhéostat approprié, l'intensité, partie de zéro, croît peu à peu, et la forme du courant peut être représentée par une courbe (*fig. 4*) dans laquelle les temps sont

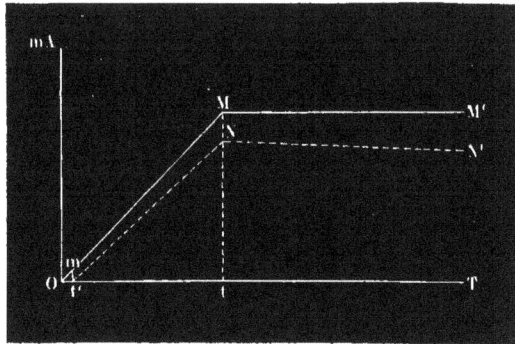

Fig. 4. — Établissement du courant et état permanent.

portés en abscisses et l'intensité (ou la force électromotrice) en ordonnées. A partir d'un certain moment, elle reste constante. Les nerfs moteurs ne sont excités, dans ces conditions, ni pendant la période Ot, ni pendant le temps tT, pourvu que l'ordonnée Mt soit assez faible, car, pour une certaine valeur de Mt, la contraction musculaire aurait lieu.

Les nerfs sensitifs, au contraire, sont excités un instant après que l'intensité a commencé à croître, à partir d'une ordonnée très faible mt', par exemple, et la sensation particulière due au courant continue à être ressentie avec un degré croissant jusqu'en t; à partir du temps t, cette sensation, au lieu de se maintenir à la même valeur Nt, comme l'intensité du courant, diminue légèrement de t à T ; elle ne suit donc pas une marche NN' tout à fait parallèle à la courbe MM' représentant la forme du courant.

Nous supposons évidemment que l'intensité revient à zéro en suivant une allure identique à celle de son établissement, c'est-à-dire qu'elle décroît très lentement.

Pour donner au courant la valeur Mt qui, ensuite, reste constante, et pour faire revenir l'intensité à zéro, il existe un autre procédé qui agit sur les deux catégories de nerfs, sensitifs et moteurs. Au lieu de donner aux temps Ot' et Ot une aussi grande valeur que précédemment, on peut rendre ces temps très courts (*fig.* 5), et cela à la fermeture et à l'ouverture du courant. Nous ne nous occuperons, dans ce qui va suivre, que de l'effet dû à l'état variable du courant sur les nerfs sensitifs.

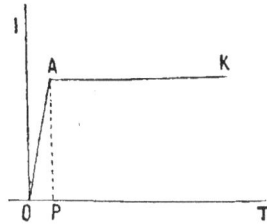

Fig. 5. — État variable de fermeture.

Il y a longtemps que l'on a vu que les nerfs sensitifs sont excités, comme les nerfs moteurs, par cet état variable. Marianini, sur la grenouille, et Matteuci, sur le lapin, constatèrent que pour les courants descendants l'ouverture du courant produisait de la douleur, tandis que l'état variable de fermeture produisait une contraction musculaire. Pour les courants ascendants, les phénomènes étaient renversés. Mais ces recherches sont bien vagues, car il n'est pas indiqué de mesures.

Pflüger, après avoir mis en évidence l'action des deux états variables du courant galvanique sur les nerfs moteurs, chercha à voir si les nerfs sensitifs étaient excités par ces mêmes états variables. Comme réactif de la sensibilité sur les animaux, il se servit des actes réflexes, après strychnisation de ces animaux. Il trouva que, pour les courants forts (?), les résultats de Marianini et de Matteuci se réalisaient ; pour les courants moyens (?), au contraire, il constata que les quatre modes d'excitation, quel que fût le sens du courant, produisaient des contractions réflexes; enfin, pour les courants faibles (?), les réactions étaient trop irrégulières pour en tirer des conclusions positives.

Cependant Pflüger conclut que, d'une façon générale, la loi qu'il avait si bien démontrée pour les nerfs moteurs s'appliquait aussi aux nerfs sensitifs. Mais les recherches de ce genre faites sur l'homme sont beaucoup plus délicates et n'ont été l'objet que de rares travaux.

Waller et de Watteville sont arrivés aux mêmes conclusions que Pflüger en opérant sur l'homme. La loi des secousses sensitives serait la même que celle des secousses motrices.

Erb a aussi cherché à voir comment les nerfs sensitifs réagissaient aux périodes variables du courant. La méthode qu'il a appliquée est celle qui nous paraît la seule bonne et la seule logique, c'est-à-dire la méthode monopolaire de Chauveau. La méthode physiologique, dans laquelle on ne considère que le sens du courant, « ne fournirait ici que des résultats embrouillés et obscurs, » comme le dit très justement Erb.

Cet auteur s'est donc attaché à étudier la manière dont se comportent les nerfs sensibles *de la peau* à l'égard des deux pôles pendant l'état variable de fermeture et pendant celui d'ouverture.

Voici les résultats trouvés par Erb : « Quand la force du courant grandit insensiblement, se manifeste d'abord une courte sensation de Ka F qui, lorsque le courant est plus fort, se convertit en une sensation durable, picotante, excentrique et locale, dont l'intensité diminue peu à peu durant la Ka D; suit une sensation analogue, courte et plus faible, de An O; un peu plus tard, une faible sensation de An F, qui ne se convertit en An D que lorsque les forces du courant augmentent; enfin, quand la force du courant est relativement intense, quand on a laissé la sensation Ka D s'évanouir peu à peu, se manifeste une sensation de Ka O faible, mais précise (¹). »

Erb, il est vrai, mesurait la force du courant par les

(¹) Erb, *loc. cit.*, p. 98.

déviations de l'aiguille de *son* galvanomètre. Le tableau suivant montre quelques-uns de ses résultats :

Moments d'excitation.	1re expérience.	2e expérience.
CaF	20°	20°
AnO	21°	26°
CaP	34°	34°
AnP	34°	35°
CaO	40°	39°
AnD	45°	45°

Comme on le voit, la cathode donne, comme pour les nerfs moteurs, une réaction prépondérante à la fermeture ; la propriété excitante de la cathode est de beaucoup la plus intense.

Bien que les recherches de Erb paraissent indiquer que les nerfs sensitifs cutanés suivent la même loi que les nerfs moteurs, lors des états variables du courant, il nous a paru intéressant de reprendre ces recherches en précisant un peu mieux l'intensité du courant et les conditions dans lesquelles l'excitation sensitive a lieu.

Comme on ne peut pas employer la même méthode pour les nerfs sensitifs que pour les nerfs moteurs, c'est-à-dire comme on ne peut pas mesurer entre eux des effets sensitifs différents, nous avons préféré choisir comme moyen d'étude l'*apparition de la sensation*. Si nous ne pouvons pas, sans commettre de grosses erreurs, comparer deux sensations, nous pouvons, au contraire, parfaitement nous rendre compte du *commencement* d'une sensation C'est sur cette sensation minima que nous nous somme fixé, dans la plus grande partie de nos expériences, pour apprécier les phénomènes sensitifs.

Dans nos expériences sur les *secousses sensitives*, nous avons étudié l'action de chaque pôle, anode et cathode, pendant l'état variable de fermeture et l'état variable de rupture. Nous avons opéré de la façon suivante :

1° *État variable d'ouverture*. L'électrode active étant

appliquée sur une région donnée, par exemple la face dorsale
de l'avant-bras, au milieu de cet avant-bras, nous faisions
croître d'une *façon insensible* l'intensité du courant, et à
l'aide d'un interrupteur nous ouvrions le circuit, le courant
ayant une intensité inférieure à $0^{mA}1$; avant de refermer le
circuit, l'intensité était ramenée à zéro; on refaisait croître
alors de nouveau l'intensité, et l'ouverture était produite
lorsque le courant avait une intensité un peu supérieure à
celle qui correspondait à la première ouverture; si le sujet
n'éprouvait encore aucune sensation à l'ouverture, on ramenait l'intensité à zéro, puis on recommençait comme précédemment, jusqu'à ce qu'on obtienne la première excitation
des nerfs sensitifs. Chaque pôle était étudié de la même
manière.

2° *État variable de fermeture.* Le circuit étant *ouvert*, on
donnait au rhéostat une position correspondant à une très
faible intensité; on fermait alors une première fois le circuit,
aucune sensation; on ramenait le rhéostat au zéro et l'on
n'ouvrait le circuit qu'à ce moment-là. On poussait le rhéostat
un peu plus loin que précédemment, et l'on fermait une
deuxième fois le courant; si le sujet n'éprouvait encore rien,
on ramenait l'intensité à zéro. On ouvrait alors l'interrupteur,
puis on recommençait de la même façon jusqu'à ce qu'une
fermeture du courant eût impressionné la région explorée. Cela
pour chaque pôle.

On comprend que dans ces conditions les résultats méritent
quelque valeur. Mais il fallait commencer par posséder un
rhéostat permettant de passer de l'intensité zéro à une intensité
quelconque sans la moindre saccade, c'est-à-dire progressivement et sans produire cet état variable que l'on voulait étudier
précisément. Enfin il était indispensable de ne pas déplacer les
électrodes, surtout l'électrode active, et pour cela il fallait
renverser le courant au moment voulu, l'intensité *étant à ce
moment-là exactement égale à zéro.*

Comme une régularité parfaite de variation était indispensable à obtenir dans nos expériences, aussi bien au commencement qu'à la fin du courant, nous avons cherché à obtenir un dispositif répondant à ce desideratum. Nous nous sommes rappelé l'appareil usité en physiologie sous le nom de rhéonome de Fleisch. Cet appareil permet précisément de faire croître ou décroître le courant très régulièrement, depuis ou jusqu'à zéro, et de plus il permet de changer le sens du courant; il est donc en même temps renverseur de courant.

Le rhéostat que nous avons construit nous-même au laboratoire se compose d'un bloc de bois paraffiné, dans lequel a été creusée une rigole circulaire enduite de stéarine.

Dans cette rigole sont fixés, aux deux extrémités du diamètre transversal, deux crayons de charbon reliés aux pôles positif et négatif de la source électrique employée (accumulateurs).

Un liquide plus ou moins bon conducteur est versé dans la rigole; dans ce liquide viennent plonger deux crayons de charbon portés chacun par une tige de cuivre horizontale s'enfonçant dans un cylindre de fibre végétale servant de pivot à l'appareil. Les tiges de cuivre ne se touchent pas dans la fibre; chacune d'elles est reliée électriquement à une bague de cuivre fixée en dessous sur le cylindre de fibre. Enfin, sur ces tiges viennent frotter des lames de cuivre qui sont reliées à deux bornes où l'on fixe les conducteurs allant au corps du sujet. Le pivot vertical formé par la fibre porte une aiguille qui se déplace devant un demi-cercle divisé en degrés et fractions de degré : comme ce demi-cercle a 30 centimètres de diamètre, la lecture en est très facile. Le liquide placé dans le canal circulaire est soit de l'eau ordinaire, soit de l'eau alcoolisée ou glycérinée, plus résistante encore que l'eau simple, soit de l'eau acidulée, si l'on veut une résistance moindre.

Lorsque les charbons mobiles sont dans un plan perpendiculaire à celui des charbons fixes qui amènent le courant, l'aiguille est au zéro et, comme je vais le démontrer, aucun courant ne passe dans le circuit dérivé où se trouve le corps du sujet.

Voici la théorie que l'on peut donner de cet appareil et qui permet d'en comprendre le fonctionnement. En A et B sont les charbons où arrive le courant et par où il revient à l'électromoteur (*fig.* 6). C et D sont les charbons mobiles tournant autour du point O.

Appelons ρ la résistance comprise entre C et D, dans laquelle entre, par conséquent, celle de l'épiderme et des

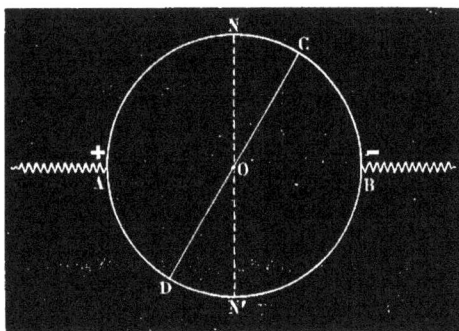

Fig. 6. — Schéma du rhéostat de l'auteur.

organes traversés. Désignons par r_1, r_2, r_3, r_4 les résistances respectives des portions liquides AC, CB, BD, AD, par I l'intensité du courant qui arrive en A et par i celle du courant dérivé qui traverse CD.

Si V_d et V_c désignent les potentiels aux points D et C, on a évidemment, d'après la loi d'Ohm,

$$i = \frac{V_d - V_c}{\rho}.$$

Si E représente la différence de potentiel entre les points A et B, on peut écrire, à cause de l'homogénéité du conducteur liquide placé dans la rigole et en considérant la partie ADB,

$$\frac{V_d - V_b}{E} = \frac{r_3}{r_3 + r_4},$$

d'où

$$V_d = \frac{E r_3 + V_b (r_3 + r_4)}{r_3 + r_4}.$$

Dans la partie ACB, on peut de même poser

$$\frac{V_c - V_b}{E} = \frac{r_2}{r_1 + r_2},$$

d'où

$$V_c = \frac{E r_2 + V_b (r_1 + r_2)}{r_1 + r_2}.$$

En remplaçant V_d et V_c par leurs valeurs respectives, on a, après simplification,

$$i = \frac{E}{\rho} \times \frac{r_3 (r_1 + r_2) - r_2 (r_3 + r_4)}{(r_1 + r_4)(r_3 + r_4)} = \frac{E (r_1 r_3 - r_2 r_4)}{\rho (r_1 + r_2)(r_3 + r_4)}.$$

D'après les lois de Kirchkoff, on peut écrire que l'intensité I du courant principal est égale à la somme des intensités des courants qui s'éloignent de A; c'est-à-dire que

$$I = \frac{E}{r_1 + r_2} + \frac{E}{r_3 + r_4} = \frac{E (r_1 + r_2 + r_3 + r_4)}{(r_1 + r_2)(r_3 + r_4)}.$$

On tire de là

$$E = \frac{I (r_1 + r_2)(r_3 + r_4)}{r_1 + r_2 + r_3 + r_4}.$$

En remplaçant E par sa valeur dans l'expression de i, on obtient

$$i = \frac{I (r_1 + r_2)(r_3 + r_4) \times (r_1 r_3 - r_2 r_4)}{\rho (r_1 + r_2)(r_3 + r_4)(r_1 + r_2 + r_3 + r_4)} = \frac{I (r_1 r_3 - r_2 r_4)}{\rho (r_1 + r_2 + r_3 + r_4)}.$$

Remarquons que le conducteur ABCD est circulaire et que $r_1 = r_3$, $r_2 = r_4$. Désignons la somme $r_1 + r_2 + r_3 + r_4$, résistance de la colonne liquide contenue dans la rigole, par 2 R, et nous obtiendrons une expression plus simple :

$$i = \frac{I}{2R\rho}(r_1^2 - r_2^2) = \frac{I}{2R\rho}(r_1 + r_2)(r_1 - r_2).$$

Mais $r_1 + r_2 = R$, et si nous appelons n la résistance que désignait r_1, comptée à partir du point A, la résistance r_2 s'appellera $R - n$, en sorte que l'on a

$$i = \frac{IR(n - R + n)}{2R\rho} = \frac{I}{2\rho}(2n - R),$$

ou enfin

$$i = \frac{I}{\rho}\left(n - \frac{R}{2}\right).$$

Voilà la valeur de l'intensité du courant dérivé qui passe dans le corps soumis à l'électrisation. Cette expression ainsi amenée à une forme simple permet de comprendre très facilement les variations de cette intensité, lorsque les charbons C et D se déplacent de B vers A et de A vers B.

1er Cas. — Le charbon C est en B et le charbon D en A ; ici la valeur de n est R, et la formule devient

$$i = \frac{I}{\rho}\left(R - \frac{R}{2}\right) = \frac{I}{\rho} \times \frac{R}{2}.$$

C'est la valeur maxima que puisse prendre i ; on voit que cette intensité i sera d'autant plus grande que la source électrique utilisée sera plus intense et que la résistance du liquide du canal circulaire sera aussi plus considérable par rapport à celle que désigne ρ.

2e Cas. — C est entre B et N, et D entre A et N'. On a ici $n > \frac{R}{2}$, par conséquent l'expression $n - \frac{R}{2}$ est > 0 et l'intensité i a une certaine valeur, qui va en diminuant à mesure que n se rapproche de $\frac{R}{2}$.

3ᵉ CAS. — C est en N, D en N′. — La valeur de n est alors $\dfrac{R}{2}$ et l'expression devient

$$i = \frac{I}{\rho}\left(\frac{R}{2} - \frac{R}{2}\right) = 0.$$

A ce moment donc, aucun courant ne traverse le circuit dérivé où est situé le corps du sujet.

4ᵉ CAS. — C est entre N et A, D entre N′ et B. — La valeur de n est plus petite que $\dfrac{R}{2}$, ce qui donne

$$i = \frac{I}{\rho}\left(n - \frac{R}{2}\right) < 0.$$

Le courant a, par conséquent, changé de sens dans le circuit CD.

5ᵉ CAS. — $n = 0$, c'est-à-dire C est en A et D en B. L'expression de i devient

$$i = \frac{I}{\rho}\left(-\frac{R}{2}\right) = -\frac{I}{\rho} \times \frac{R}{2}.$$

C'est encore la valeur maxima; mais cette fois le courant a un *sens inverse* de celui qu'il avait dans le premier cas. Les deux maxima ont la même valeur absolue, le signe seul est différent. Il est clair que si on examinait ce qui se passe en continuant la rotation, on verrait les mêmes phénomènes se reproduire et les mêmes variations avoir lieu, mais dans l'ordre opposé.

Ainsi donc, cet appareil permet de faire croître d'une manière très régulière l'intensité du courant qui est utilisé sur le sujet depuis un maximum jusqu'à zéro et de zéro jusqu'au même maximum, soit en renversant son sens, soit en lui conservant la même direction.

Par conséquent, les charbons étant placés suivant la ligne NN′ (c'est-à-dire notre appareil étant au zéro), il n'y a aucun courant dans les électrodes. Si l'on vient à tourner le pivot à droite ou à gauche, l'intensité partie de zéro se met à croître très régulièrement et d'une façon lentement progressive jusqu'à une valeur maxima qu'on ne peut dépasser. On peut donc étudier les phénomènes de sensibilité sans produire aucune variation brusque de l'intensité et en rendant *ad libitum* une électrode tantôt positive, tantôt négative.

La discussion précédente permet de voir dans quelles conditions on aura besoin d'un liquide plus ou moins résistant : si l'on veut une grande intensité, on placera dans la rigole circulaire de l'eau glycérinée, ou alcoolisée, ou tout autre liquide résistant; si, au contraire, on ne veut étudier que les phénomènes ne demandant que très peu de courant, on placera de l'eau acidulée, dont la résistance est moindre.

Ce rhéostat nous a été précieux pour nos recherches sur les effets sensitifs produits par les états variables de fermeture et d'ouverture.

Nous allons maintenant indiquer les résultats de nos expériences. Comme nous l'avons dit en commençant ce chapitre, nous avons placé sur le trajet du courant un interrupteur que nous avions choisi à mercure : le contact s'établit instantanément et on ne risque pas d'avoir plusieurs fermetures et ouvertures. Cet interrupteur indépendant de l'électrode active est préférable à l'interrupteur placé dans le manche de l'électrode exploratrice que l'on emploie en électrothérapie; il était, en effet, important, dans ce genre d'expériences, d'empêcher tout mouvement sur la région cutanée explorée, de façon que les filets nerveux sensitifs ne soient excités que par le courant et qu'aucune autre sensation ne vienne à se produire en ce point.

Un milliampèresmètre était encore intercalé dans le circuit; nous avons choisi le milliampèresmètre de Gaiffe, modèle horizontal, qui présente l'avantage d'indiquer les cinquièmes de mA. : les divisions étant très espacées, surtout de 0 à 3, il est très aisé d'évaluer des dixièmes et même des vingtièmes de mA. On déterminait le moment où les nerfs sensitifs étaient impressionnés par la division devant laquelle se trouvait l'index de notre rhéostat; si, par exemple, l'apparition de la sensation produite par l'état variable de fermeture avait lieu quand le rhéostat était à la division 26, on maintenait le courant à ce point et on lisait à loisir sur le milliampèresmètre l'intensité correspondante. Pour l'ouverture, on replaçait le rhéostat à la division indiquée au moment où la première sensation avait lieu et on lisait l'intensité quand l'aiguille était fixe.

Voici maintenant quelques résultats :

1re EXPÉRIENCE. — Sujet F. L'électrode active est constituée par un disque circulaire métallique recouvert de 12 couches de gaze. Son diamètre est de 4 centimètres, ce qui donne pour surface 12cq56. Cette électrode, bien imbibée, a une résistance, au moment de l'expérience, de 25 ω, d'après la méthode de Kohlrausch (courants alternatifs et téléphone), le téléphone est au silence parfait. On l'applique sur la face antérieure de la cuisse, l'électrode indifférente étant sous les fesses. L'état variable de fermeture produit la première sensation à la division 20 du rhéostat, pour le pôle positif, et à la division 16, pour le pôle négatif. Les intensités correspondantes sont 1,1 et 0,9 mA. Pour l'ouverture, la sensation initiale avec le pôle positif a lieu à la division 24, et avec le pôle négatif à la division 33; les intensités correspondantes sont 1,2 et 2 mA. Comme on le voit, c'est la An Fe qui a été ressentie avant la An O; les résultats sont réunis dans le tableau suivant :

Ca Fe	0,9 mA
An Fe	1,1 —
An O	1,2 —
Ca O	2 —

Cette expérience a été recommencée plusieurs fois, et toujours la sensation de fermeture a précédé celle d'ouverture avec le pôle positif.

2e EXPÉRIENCE. — Sujet B. L'électrode active est constituée par 64 feuilles de papier buvard de 7 centimètres sur 5c5, ce qui représente une surface de 38cq5. Cette pile de papier étant bien humectée est placée sur la région épigastrique; un charbon de même surface, muni d'une borne, est appliqué sur ce papier. Avant de mettre cette électrode en place, nous en avons mesuré la résistance par la méthode de Kohlsrausch : le téléphone est resté silencieux et la résistance a été trouvée égale à 54 ohms.

Le sujet étant couché horizontalement, l'électrode indifférente était sous les fesses.

En opérant comme nous l'avons déjà indiqué, voici les nombres trouvés :

Sensation.	Rhéostat.	Intensité.
Ne Fe........	14,5	1,1 mA.
Po Fe........	21	1,5 —
Po O.........	26	1,8 —
Ne O.........	35	2,4 —

C'est encore l'état variable de fermeture positive qui a impressionné les nerfs sensitifs de cette région, avant celui de positive-ouverture.

3e EXPÉRIENCE. — Sujet C. C'est la même électrode qui a servi dans cette expérience; la région choisie était l'abdomen, en dessous de l'ombilic. Les mêmes précautions que précédemment ont été prises.

Les nombres correspondant à l'apparition des différentes sensations produites par les deux états variables, avec chaque pôle, ont été les suivants :

Sensation.	Rhéostat.	Intensité.
Ne Fe.........	11	0,8 mA.
Po Fe.........	15	1 —
Po O.........	20	1,3 —
Ne O	26	1,9 —

Ainsi, c'est encore la sensation de Po Fe qui apparaît avant celle de Po O.

Contrairement à ce qu'a trouvé Erb, les sensations produites par les états variables de fermeture et de rupture du courant se suivent dans l'ordre suivant : négative-fermeture, positive-fermeture, positive-ouverture, négative-ouverture.

Si l'on rapproche de nos résultats ceux obtenus par l'exploration des secousses motrices, on trouve une analogie parfaite. Les lois de Pflüger, en effet, indiquent, pour les nerfs moteurs, une succession que l'on peut représenter graphiquement, comme l'a fait M. Bergonié (*fig.* 7).

Si l'on considère, non pas la grandeur de la contraction

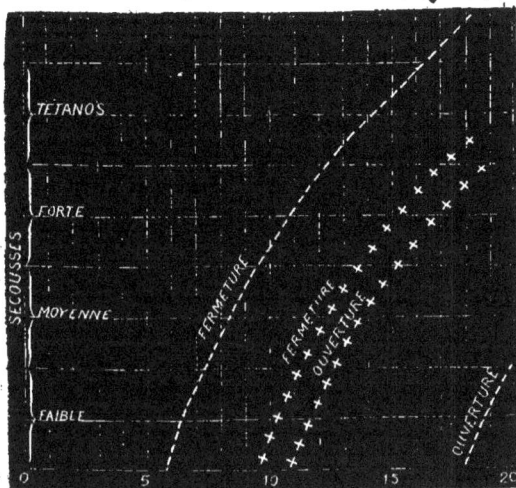

Fig. 7. — Lois des secousses motrices; représentation graphique (Bergonié).

pour les quatre modes d'excitation, mais bien *l'apparition* de la secousse pour ces quatre modes, on lit sur la base horizontale l'ordre dans lequel se succèdent les excitations motrices. Si l'on évalue approximativement l'intensité correspondant *au début* de chaque secousse, on obtient le tableau suivant :

Ne Fe...................... 5,8 mA.
Po Fe...................... 9,5 —
Po O....................... 10,8 —
Ne O....................... 18 —

Ces nombres dépendent évidemment de la surface de l'électrode employée; mais ce qui n'en dépend pas, c'est l'ordre dans lequel se succèdent ces quatre excitations motrices.

Nos résultats confirment absolument les recherches de

Pflüger sur le lapin et de Hallsten sur la grenouille. Waller et de Watteville étaient eux aussi arrivés au même résultat, c'est-à-dire à la confirmation de la loi de Pflüger, aussi bien pour les nerfs sensitifs que pour les nerfs moteurs.

On doit donc déduire de toutes ces recherches que l'influence de l'électrotonus sur l'excitabilité *des nerfs sensitifs de l'homme* est la même que sur l'excitabilité des nerfs moteurs.

Si, maintenant, nous jetons un coup d'œil rétrospectif et que nous nous demandions si la sensation que produit le courant galvanique appliqué sur la peau à l'aide d'électrodes plus ou moins larges, comme on le fait dans la pratique électrothérapique, est due à des actions chimiques, il nous semble qu'il est difficile de ne pas être convaincu de l'action directe du courant. Si c'était un produit caustique libéré par voie électrolytique qui, seul, impressionnât nos nerfs sensitifs, il est certain que l'influence de l'électrotonus serait impossible à mettre en évidence. Nous croyons donc qu'il est raisonnable d'admettre que la sensibilité de la peau est excitée par le courant galvanique lui-même, comme elle l'est par une action mécanique, piqûre, pincement, etc., cette sensibilité se manifestant dans chaque cas d'excitation par une réaction spéciale du *sensorium*.

Influence de la résistance des électrodes sur la sensibilité électrique. — Lorsqu'on essaie d'appliquer le courant électrique à l'aide d'électrodes métalliques, on constate qu'une intensité, même très faible, produit une sensation très vive, qui ne tarde pas, si l'on augmente le courant, à devenir insupportable.

Dans certaines applications électrothérapiques, en particulier dans les régions douées d'une grande sensibilité, comme la face, on peut avec certaines électrodes atteindre une intensité assez élevée sans exciter très fortement la sensibilité de la peau, tandis qu'avec d'autres électrodes, la sensation devient douloureuse beaucoup plus vite, bien que la surface recouverte soit la même.

Dans d'autres cas, les mêmes électrodes appliquées sur la même région de la peau produisent des sensations différentes, suivant que l'épiderme est plus ou moins humide.

Cette question de la variation de l'excitabilité sensitive avec les électrodes employées et avec l'état d'humidité de la peau avait beaucoup préoccupé Duchenne de Boulogne, qui fit plusieurs expériences sur ce sujet, mais sans voir la cause exacte de cette différence sensitive :

« Met-on, dit-il, sur deux points de la peau un excitateur *humide* et l'autre *sec*, le sujet soumis à l'expérience accuse, dans le point où est appliqué ce dernier, une *sensation cutanée*.

» Mouille-t-on très légèrement la peau dans une région dont l'épiderme offre une très grande épaisseur, il se produit dans les points où sont placés les excitateurs *métalliques* une *sensation* superficielle comparativement plus forte que la précédente.

» Enfin, la peau et les excitateurs sont-ils *très humides*, on n'observe *aucune sensation de brûlure* (¹). »

Dans ces effets sensitifs, variables avec la nature des électrodes et l'état d'imbibition de l'épiderme, Duchenne, au lieu de voir une corrélation avec la résistance soit des excitateurs, soit de la peau, pense que l'on doit invoquer la variation de densité électrique, bien qu'il ne prononce pas ce mot. Il dit, en effet : « L'épiderme et les excitateurs *secs* présentent une foule d'aspérités par lesquelles les fluides de nom contraire s'échappent pour se neutraliser; mais si ces aspérités ont été réunies par une nappe d'eau, l'électricité traverse la peau *en masse* et se recompose profondément, et d'autant plus profondément que le courant est plus intense. Alors, plus de sensations cutanées. »

La véritable cause de ces différences d'actions sensitives n'est pas là.

D'ailleurs, la variabilité de la sensation cutanée produite

(¹) Duchenne de Boulogne, *loc. cit.*, p. 28.

par le courant lorsque l'on applique sur une même région
différentes électrodes, a été observée par la plupart de ceux
qui ont écrit sur cette question. Ainsi Remak, sans expliquer
ce qu'il a constaté, dit : « La sensation de chaleur et de brûlure se produit parfois sans traces de rougeur ; de même aussi
qu'il y a souvent rougeur *sans sensation de brûlure et de
chaleur*(¹). »

Le même auteur dit plus loin : « Quelques auteurs ont
observé des phlyctènes ; pour ma part, je n'en ai jamais vu.
Cela tient peut-être à ce que je n'emploie pas les courants
assez forts pour en produire. »

Remak aurait mieux fait de dire que cela tenait à ce qu'il
n'employait pas d'électrodes dénudées ou trop peu résistantes.

La façon dont les électrodes sont faites, la substance qui
recouvre le métal ou le charbon, le nombre de couches
spongieuses employé, l'imbibition de ces électrodes et de la
peau jouent, au point de vue de la sensation éprouvée, un
rôle fondamental. C'est peut-être à toutes ces circonstances
qu'il faudrait rapporter la différence d'action sensitive dont
parle Remak à propos d'expériences qu'il fit à Paris, en septembre 1856, sur à peu près vingt personnes : « La peau des
Parisiens me parut plus fine que celle des Berlinois ; aucun
des assistants ne put supporter le courant des 30 éléments de
Daniell de l'appareil galvanoplastique de M. Hulot, lorsqu'on
introduisait ce courant dans la peau au moyen de rhéophores
métalliques en forme de boutons et enveloppés d'éponges
humides (²). »

Il peut bien y avoir un peu de vrai dans ce que raconte
Remak ; mais il est bien plus probable que, pour une même
intensité de courant, l'effet sensitif différent observé à Berlin
et à Paris tenait à la différence de construction des rhéophores
et au rapport de leur résistance à celle de l'épiderme.

_____

(¹) Remak, *loc. cit.*, p. 127.
(²) Remak, *loc. cit.*, p. 45.

Certaines considérations permettent, en effet, de penser qu'un même courant appliqué sur une même région du corps produit des sensations dont le degré dépend de la *résistance* de l'électrode par *rapport* à celle de la surface cutanée où est placée l'électrode.

Voici une expérience due à Duchenne et qui semble montrer la justesse de la pensée que nous venons d'émettre :

« 1re EXPÉRIENCE. — Ayant trouvé sur un blessé de juin, couché au n° 7 de la salle Saint-Bernard (Hôtel-Dieu), une partie du muscle crural externe *dénudé*, j'appliquai sur ce muscle *et dans le point dénudé* un excitateur *métallique sec* et je produisis la contraction avec une sensation sourde; je plaçai ensuite les mêmes excitateurs au niveau du même muscle, dans un point où la *peau était intacte*, et j'obtins une *sensation de brûlure* sans contraction musculaire.

» Ayant remplacé les excitateurs métalliques par des *éponges humides* enfoncées dans des cylindres excitateurs et les ayant posées, comme dans l'expérience précédente, *sur la peau*, dans un point correspondant au muscle crural, je provoquai la contraction avec la même *sensation sourde* et spéciale que j'avais produite en plaçant l'*excitateur métallique* sur le muscle *dénudé* (1). »

Ainsi, un excitateur métallique appliqué sur une portion du corps où l'épiderme a été enlevé, c'est-à-dire où une résistance considérable a été supprimée, n'a pas produit de douleur, tandis que, sur la peau revêtue de son épiderme, il y a eu sensation très douloureuse. Dans le premier cas, la résistance de l'excitateur métallique et celle du muscle dénudé sont assez voisines l'une de l'autre, et la sensation n'est pas douloureuse; dans le second cas, au contraire, il y a une grande différence entre la résistance de l'épiderme et celle du métal constituant l'excitateur : on voit alors apparaître des phénomènes sensitifs très marqués. La seconde partie de l'expérience de Duchenne

(1) Duchenne de Boulogne, *loc. cit.*, p. 29.

4

vient complètement confirmer d'ailleurs ce que nous venons
de dire. Il remplace l'excitateur métallique par une électrode
faite avec des éponges *humides*, c'est-à-dire avec un corps
beaucoup plus résistant que le métal de l'excitateur du premier
cas ; appliquée au même point, sur la peau revêtue de son
épiderme, la sensation douloureuse n'existe plus : le résultat,
au point de vue de la contractilité et de la sensibilité, a été
le même que dans le cas de l'excitateur métallique placé sur
le muscle. Or, il est certain que la résistance des éponges
humides et celle de l'épiderme sont assez voisines. On est donc
fondé à penser que le rapport de la résistance de l'électrode à
celle de la partie du corps explorée intervient dans l'intensité
des phénomènes sensitifs produits par le courant.

Il est certain, d'après cela, qu'en se plaçant dans certaines
conditions, en choisissant les électrodes, on peut arriver à
faire passer à travers le corps humain de fortes intensités,
sans exciter d'une manière notable les nerfs sensitifs de la peau.

Ce point est fondamental en électrothérapie et d'une haute
importance pour la question qui nous occupe. Aussi était-il
indispensable d'entreprendre des recherches, en mesurant, un
peu mieux que ne l'ont fait les auteurs que nous avons cités,
les conditions physiques des phénomènes étudiés.

Pour connaître la façon dont varie la sensibilité cutanée
avec la résistance des électrodes, nous avons cherché à mesurer
la résistance de chaque électrode employée et nous avons pris
comme réactif de la sensibilité le moment d'apparition de la
sensation, c'est-à-dire l'intensité correspondant à la sensation
minima.

La mesure des résistances de nos électrodes a été faite avec
l'appareil de Kohlsrausch et le téléphone. Le silence s'obtient
très bien dans le cas des électrodes de gaze, de peau de chamois ou de papier buvard.

Avant d'appliquer l'électrode sur la région cutanée, on la
plaçait sur une plaque de cuivre représentant la peau, en ayant
soin d'exercer la même pression que dans le cas de la peau,

et on en déterminait la résistance. Les effets sensitifs dus à chaque pôle ont été notés à part : ce qui est important ici, car, ainsi que nous l'avons vu déjà, la prédominance du pôle négatif est peut-être plus marquée pour les phénomènes sensitifs que pour les phénomènes moteurs.

Dans toutes nos expériences, l'épiderme se trouvait dans les mêmes conditions d'humidité, car nous avions soin de faire préalablement plonger la partie explorée dans un bain d'eau ou de la recouvrir d'une masse de coton mouillée.

PREMIÈRE EXPÉRIENCE : *Pôle négatif.* — Nous avons pris comme électrodes : 1° un bloc de charbon ; 2° une masse de papier buvard, formée de 42 feuilles, bien mouillée ; 3° une masse identique de papier, mais bien essorée, au contraire. Ces trois électrodes avaient la même surface de 5°,5 sur $2^c,5 = 13^a,75$.

Nous trouvons comme résistances respectives de ces trois électrodes : 1° $0^\omega,35$; 2° 105 ω ; 3° 350 ω. Comme on le voit, l'électrode 2 a une résistance beaucoup plus grande que l'électrode 1, mais plus petite que l'électrode 3.

Voici les nombres trouvés et correspondant au début de la sensation

$$1°\dots\dots\dots\dots\dots\dots\dots\dots\dots 0,25 \text{ mA.}$$
$$2°\dots\dots\dots\dots\dots\dots\dots\dots\dots 1,25 —$$
$$3°\dots\dots\dots\dots\dots\dots\dots\dots\dots 0,75 —$$

Ainsi l'électrode très peu résistante en charbon a produit une sensation qui a commencé à apparaître dès la plus faible intensité 0,25 mA. — L'électrode la plus résistante en papier buvard bien essoré a produit un esensation cutanée rapidement, mais plus tard cependant que le charbon. Enfin l'électrode de papier bien humide, dont la résistance était intermédiaire à celle des deux autres, a permis d'arriver à une intensité de 1,25 mA. avant que les nerfs sensitifs fussent impressionnés.

Donc, la sensation déterminée par le passage du courant galvanique dépend de la résistance des électrodes

2ᵉ Expérience : *Pôle positif.* — En opérant avec les mêmes électrodes et en un autre point voisin, toujours sur l'avant-bras, nous avons trouvé :

> 1° Électrode charbon .... 0,75 mA.
> 2° Électrode papier humide.. 3 —
> 3° Électrode papier exprimé . 1,5 —

Les nombres sont respectivement plus élevés que précédemment, ce qui tient à l'action moins forte du positif sur les nerfs sensitifs.

Si on résume dans un seul tableau les résultats obtenus, on a :

	Résist. en ohms.	APPARITION DE LA SENSATION	
		Négatif.	Positif.
1° Électrode charbon......	0,35	0,25 mA.	0,75 mA.
2° Électrode papier humide .	105	1,25 —	3 —
3° Électrode papier exprimé.	350	0,75 —	1,5 —

Pour le pôle positif comme pour le négatif, c'est l'électrode dont la résistance est intermédiaire à 0ω,35 et à 350 ω, qui a produit la sensation la plus tardive, c'est-à-dire que c'est elle qui a atténué le plus efficacement les effets sensitifs du courant galvanique.

Mais ce n'est pas parce qu'elle était très chargée d'eau et très humectée que son application a été la moins douloureuse ; c'est seulement à cause de la valeur de sa résistance. Ce qui semble bien le prouver, c'est l'expérience suivante.

3ᵉ Expérience: *Pôle négatif.* — On se sert ici comme électrode : 1° de la même plaque de charbon ; 2° d'une peau de chamois, prise sous une seule couche, mouillée et *bien exprimée*; 3° d'une peau de chamois simple et *bien humectée*.

Les résistances respectives de ces trois électrodes sont :

> 1°........................ 0ω35
> 2°........................ 110 ω
> 3°........................ 55 ω

La surface de chacune de ces électrodes est de 13^{cq},75. En les appliquant successivement sur la même région de l'avant-bras préalablement rendu bien humide, on obtient la sensation minima dans chaque cas, lorsque le courant a les intensités suivantes

1°...................... 0,25 mA.
2°....................... 1,5 —
3°...................... 0,5 —

On voit bien que ce n'est pas l'électrode humide (3) qui a produit la plus faible sensation; c'est, au contraire, la feuille de chamois dont la résistance était de 110 ω qui a occasionné la sensation la plus tardive. L'expérience avec le pôle positif n'a pas été faite.

Il semble donc que l'effet sensitif cutané produit par une électrode, pour une intensité donnée, dépende principalement de sa résistance propre. Si celle-ci est très faible, comme avec un métal ou une plaque de charbon, la sensation devient très vite insupportable, à mesure que l'on fait croître lentement, et sans saccades, le courant. Si la résistance est très grande, la sensation, tout en étant comparativement moins prononcée que dans le premier cas, est douloureuse assez rapidement, tandis que si l'électrode présente une certaine résistance qui paraît, d'après nos expériences, être voisine de 10 ω par centimètre carré, la sensation est bien moins vive pour une même intensité ou apparaît bien plus tard si le courant, parti de zéro, augmente peu à peu.

Pour avoir une série d'électrodes plus considérable et pour étudier plus complètement cette question intéressante au plus haut point, nous avons pris huit électrodes faites de la façon suivante : nous avons fait sept masses de papier buvard composées chacune de 32 feuilles. La surface était de 7 centimètres sur 4 centimètres, c'est-à-dire 28 centimètres carrés.

La première électrode était une plaque de charbon de même

surface. Les 7 masses de papier buvard étaient imprégnées des liquides suivants :

Solution de NaCl à	12 %
— — à	4 %
Eau ordinaire de la ville	»
Mélange hydro-alcoolique à	5 %
— — à	20 %
— — à	50 %
— — à	80 %

Comme on le voit, les résistances de ces liquides vont en augmentant progressivement. Les masses de papier buvard étaient, avant leur application, égouttées de la même façon, autant que possible, sans être ni trop mouillées, ni trop exprimées.

La région cutanée choisie a été la face antérieure de la cuisse ; l'électrode indifférente était placée sous les fesses du sujet. Nous avons d'abord cherché à quel moment avait lieu la sensation minima, comme précédemment, puis nous avons donné au courant la même valeur et nous avons noté les effets sensitifs éprouvés.

Dans le tableau suivant, nous indiquons les résultats fournis par le pôle négatif et par le pôle positif :

Électrodes.	Pôle positif.	Pôle négatif.
1º Charbon nu......................	0,5 mA.	1,25 mA.
2º Papier NaCl à 12 %	7	9,5 —
3º — à 4 %	7,5	10, —
4º Eau ordinaire...................	9	11,5 —
5º Alcool à ...... 5 %	8,5	11 —
6º — à ...... 20 %	8	9 —
7º — à ...... 50 %	7,5	8 —
8º — à ...... 80 %	7	6,5 à 7 —

Ainsi, pendant que la résistance des électrodes va en augmentant, de la première à la huitième, le nombre qui exprime l'intensité correspondant à la sensation initiale va d'abord en croissant jusqu'à la 4e, puis en diminuant jusqu'à la dernière.

Nous avons ensuite cherché à analyser la sensation et à la

faire analyser aussi par d'autres sujets, lorsqu'avec une intensité donnée, on place successivement ces mêmes électrodes
sur la peau.

Voici les sensations éprouvées, en portant chaque fois
l'intensité à 13 mA.:

Électrodes.	Sensations.
1° Charbon nu.........	Absolument insupportable.
2° Papier NaCl à 12 °/o..	Brûlure très vive.
3° — à 4 °/o..	Brûlure moins prononcée.
4° Eau ordinaire........	Brûlure bien moins forte et peu douloureuse.
5° Alcool à..... 5 °/o..	
6° — à..... 20 °/o..	La sensation de chaleur et de picote-
7° — à..... 50 °/o..	ment va en augmentant de 5° à 8°.
8° — à..... 80 °/o..	

Ces résultats confirment tout à fait ceux obtenus par la
mesure de la sensation initiale. C'est donc un fait bien net :
la résistance des électrodes intervient dans l'excitation de la
sensibilité électrique de la peau.

Nous avons, dans les expériences précédentes, considéré le
cas où l'épiderme était bien humecté; mais nous avons aussi
essayé de voir si l'état d'humidité de l'épiderme, pour une
électrode *sèche* donnée, jouait un certain rôle dans le degré de
la sensation. Pour cela, nous avons appliqué une électrode en
charbon non recouvert sur la peau non humectée et présentant
un état de sécheresse manifeste. Puis nous avons bien imbibé
cette région et nous avons, dans chaque cas, cherché l'intensité
correspondant à l'apparition de la sensation. Voici les résultats
trouvés :

Peau sèche.................. 0,1 mA.
Peau humectée.............. 0,3 —

La sensation initiale est apparue plus tardivement lorsque
la peau a été rendue humide et par conséquent meilleure
conductrice.

Il résulte de ces expériences : 1° que la sensation cutanée
semble liée d'une façon assez intime au rapport qui existe

entre la résistance des électrodes et la résistance de la peau, et 2° aussi au rapport qui existe entre la résistance de la couche cornée de l'épiderme et celle des parties sous-jacentes où se trouvent les terminaisons nerveuses sensitives.

On peut essayer de donner une explication théorique de ces résultats expérimentaux. D'après la loi d'Ohm, on a :

$$E = R \times I.$$

Si I est constant (ce qui a lieu lorsque le courant est établi), on voit que la différence de potentiel est proportionnelle à la résistance R ; par suite, la différence de potentiel doit éprouver les mêmes variations que celles qui se manifestent dans la résistance aux différents points d'un circuit. On peut représenter graphiquement les variations de R au niveau des électrodes et de la peau. Supposons une électrode très bonne conductrice, en métal, par exemple.

La résistance du fil qui amène le courant a pour valeur R_1 par exemple ; au point où le fil est relié au métal constituant l'électrode, la résistance diminue puisque la section augmente et elle prend une certaine valeur R_2 ; en ce point se trouve l'épiderme dont la résistance est beaucoup plus grande et dont la valeur est par exemple R_3 ; le courant entre alors dans les muscles, les artères, etc., constituant le corps humain où la résistance est beaucoup moins grande qu'au niveau de la peau.

Or, d'après la formule d'Ohm, la force électromotrice doit subir les mêmes chutes et éprouver des variations proportionnelles. Il doit donc y avoir au point où l'électrode est appliquée sur la peau, un accroissement du potentiel dont l'effet permet d'expliquer l'excitation des filets nerveux sensitifs en ce point. Si la résistance de l'électrode est plus grande que celle de la peau, la variation de résistance se fait en sens contraire et alors c'est une chute de potentiel qui se produirait en ce point ; on aurait encore là l'explication de la plus grande douleur éprouvée par l'emploi d'électrodes très résistantes ou résultant du défaut d'imbibition de l'épiderme.

Il y a une conséquence pratique qui découle des expériences dont nous avons exposé les résultats ; c'est la considération sur laquelle on doit s'appuyer pour choisir les électrodes et leur mode de construction. D'après les mesures qui précèdent, on voit en effet qu'on ne peut pas dire : la meilleure électrode est celle faite avec de la peau de chamois ou faite avec de la gaze ; un tel langage ne signifie rien. Ce qu'il faut considérer pour obtenir des électrodes dont les effets sensitifs soient les plus faibles, c'est la résistance propre de ces électrodes.

Considérons une électrode en peau de chamois où il n'entre qu'une *seule épaisseur ;* lorsque cette masse spongieuse est bien imbibée (ce qui pourtant est nécessaire pour humecter l'épiderme), la résistance est trop petite et la sensation est très rapidement douloureuse. On diminue l'effet sensitif, dans ces conditions, en exprimant bien la peau de chamois. Si on a, comme tissu composant l'électrode et recouvrant le métal ou le charbon, de la gaze sous un grand nombre d'épaisseurs, c'est en maintenant cette masse très imbibée que l'on aura les phénomènes sensitifs les moins accusés. On conçoit aisément combien les considérations que nous venons d'exposer et qui découlent de résultats expérimentaux, sont utiles à connaître au point de vue de la sensibilité électrique [1].

---

[1] Depuis que ces lignes ont été écrites, le Dr Carlo Luraschi a publié, dans les *Archives d'électricité médicale* du 15 juin 1895, un travail sur une nouvelle électrode pour l'application des courants continus. La substance qui compose cette électrode n'est point nouvelle ; c'est de l'argile qui a été préconisée depuis bien longtemps, mais l'auteur de cette électrode a trouvé un procédé commode pour ne pas salir le malade soumis au courant : l'argile est contenue dans une boîte en caoutchouc durci dont le fond est constitué par du parchemin. C'est ce parchemin qui repose directement sur la région cutanée où l'on applique le courant. Le Dr Luraschi a constaté qu'avec une telle électrode on pouvait employer des courants très intenses sans provoquer de douleur, ni d'érythèmes. La raison est facile à donner d'après les recherches qui précèdent : les résistances du parchemin, de l'électrode et de la peau du sujet sont *de même ordre de grandeur ;* de plus, l'imbibition du parchemin par l'argile rend la peau sous-jacente très rapidement humide : ces deux membranes sont donc dans les mêmes conditions de résistance et les effets sensitifs sont dès lors très atténués. Il y a là une véritable confirmation de ce que nous avons énoncé dans les pages précédentes.

Influence de la force électromotrice de la source employée. — A la suite de ce chapitre, nous devons dire quelques mots de l'influence que certains auteurs accordent à la valeur de la force électromotrice de la source électrique employée tant sur les effets sensitifs que sur les effets moteurs du courant galvanique.

Le point de départ de cette question est une note d'Anfinoff (*Vratch,* n° 52, 1889) qui dit avoir remarqué que plus la résistance interposée sur un circuit est considérable, moins la contraction musculaire est énergique, pour une même intensité.

D'autre part, Onimus proscrit les piles Bunsen comme donnant des courants à fortes actions chimiques, ce qui, dit-il, n'arriverait pas *à intensité égale,* avec les piles Daniell! Tout récemment, M. Denis Courtade (*Archives de physiologie,* 5° série, 1895, t. VII, p. 27) a entrepris une série d'expériences physiologiques sur le nerf et sur le muscle pour savoir quelle est l'influence des variations de la force électromotrice sur les phénomènes moteurs dus au courant. Il a vu que le muscle ne présente pas de variation dans son excitabilité, si l'intensité, mesurée par le galvanomètre, reste constante quel que soit le pôle utilisé.

Pour les nerfs, il n'en serait pas de même. La sensibilité du nerf à l'augmentation de la force électromotrice est d'autant plus vive que cette dernière est plus grande, c'est-à-dire que le rapport entre l'excitation sans résistance et l'excitation avec une forte résistance peut atteindre une valeur comprise entre 1 et 6. C'est avec le pôle positif que l'influence de la variation de la force électromotrice est la plus nette ; dans quelques cas même, le pôle négatif laisse le nerf indifférent aux variations du voltage comme le muscle. Pour Courtade, voici comment on peut expliquer la plus forte excitation produite par un courant provenant d'une grande différence de potentiel, l'intensité restant constante : « soit un conducteur composé de plusieurs segments métalliques dont les résistances sont, par exemple, 10, 20, 100 ω, total : 130 ω, et supposons les extrémités reliées à une source ayant une force électromotrice de 130 volts; la force électromotrice se partage proportionnellement à chaque résistance. Si on prend une source de 200 volts et que l'on ajoute dans le circuit une résistance de 70 ω, la force électromotrice surajoutée sera absorbée par les 70 ω; et la différence de potentiel sera la même aux extrémités du circuit. Ainsi, pourvu que l'intensité reste toujours égale, l'augmentation indéfinie de la force électromotrice avec une résistance appropriée ne changera pas le nombre de volts absorbé par chacun des segments du conducteur primitif. »

Si on considère maintenant des conducteurs électrolysables, il n'en serait plus ainsi. M. Courtade fait remarquer qu'un liquide possède deux résistances : une purement physique, semblable à celle d'un conducteur métallique, et une autre, électrolytique, qui est celle qu'a le liquide pendant la décomposition électrolytique; ceci posé, on prend de l'eau acidulée au 1/20 et on fait passer un courant de 2 volts en ayant soin d'intercaler un galvanomètre dans le circuit : on lit une déviation de 100 degrés, la résistance du liquide est trouvée égale à 200 ω.

On ajoute alors dans le circuit une résistance de 800 ω et on constate que la déviation galvanométrique tombe à 20°.

M. Courtade ayant constaté que la décomposition continuait, quoique très ralentie, ajoute : « Si l'on se basait sur la distribution de la force électromotrice d'après la résistance de chaque conducteur, on ne trouverait pour la force électromotrice du courant traversant l'eau que $0^{volt}54$; il ne devrait pas y avoir de décomposition; si elle a lieu, c'est que la différence de potentiel est supérieure à $1^{volt}49$. Il doit être possible, d'après cela, d'augmenter la force électromotrice dans le corps décomposé, en augmentant suffisamment la résistance, de façon à ce que l'intensité reste constante. Pour le corps humain, la force électromotrice qui le traverse ne doit pas être toujours la même, pour une même intensité, lorsqu'on ajoute des forces électromotrices et des résistances appropriées. »

Cette explication ne nous satisfait pas. Si l'on place en dérivation un voltsmètre, c'est-à-dire un galvanomètre d'une très grande résistance par rapport à celle des conducteurs interposés dans le circuit et gradué en volts, on pourra constater qu'une addition de résistance n'aura aucun effet sur l'aiguille de ce voltsmètre; il n'y aura que l'aiguille de l'ampèresmètre, qui mesure l'intensité, dont on verra décroître les indications.

Il n'y a donc rien d'étonnant à ce qu'en ajoutant 800 ω dans le circuit dont parle M. Courtade, on voie, d'une part, l'aiguille du galvanomètre tomber de 100° à 20° et, d'autre part, l'électrolyse de l'eau continuer; ce serait le contraire, c'est-à-dire l'arrêt de la décomposition électrolytique, qui serait surprenant.

Pour M. d'Arsonval, l'explication des excitations différentes suivant le potentiel de la source électrique employée, serait la suivante : Dans un mélange de corps, il n'y a que ceux dont la force contre-électromotrice d'électrolyse est plus petite que le voltage de la pile employée, qui soient décomposés, mais non pas les autres. Si on emploie une pile très forte, tous les composés seront électrolysés à la fois : un faible voltage décompose seulement l'eau des tissus; un fort décompose tous les sels de l'organisme.

On peut placer à la suite de cette raison physique les remarques faites par M. Vigouroux.

Cet électricien soutient que lorsque, dans un circuit, la force électromotrice augmente, la grande résistance que l'on est obligé d'ajouter pour maintenir constante l'intensité, fait que la différence de potentiel tombe toujours à la même valeur. Si on prend, par exemple, un courant de 10 volts traversant un corps dont la résistance soit égale à 1,000 ω, l'intensité correspondante a pour valeur $\frac{10}{1000} = 0,01$.

Prenons maintenant une force électromotrice de 100 volts; pour que l'intensité reste égale à 0,01, il faudra interposer une résistance telle que l'on ait

$$\frac{100}{x + 1,000} = 0,01,$$

d'où

$$x = 9,000 \ \omega.$$

Mais si l'on prend la différence de potentiel aux extrémités du même corps précédent, on doit avoir

$$E = 1000 \times 0,01 = 10 \text{ volts,}$$

c'est-à-dire la même valeur qu'avant de prendre la force électromotrice de 100 volts.

En sorte que, d'après M. Vigouroux, on devrait chercher l'explication de l'influence des grandes forces électromotrices en dehors de la loi d'Ohm ; par exemple, dans les phénomènes d'induction siégeant dans les bobines de résistance employées et modifiant la décharge sans affecter le galvanomètre, mais affectant la forme de l'excitation.

Aux expériences qui tendent à démontrer qu'un courant agit d'autant plus que la force électromotrice de la source est plus élevée, on peut opposer les conclusions d'Anfinoff : celui-ci a vu que de fortes résistances interposées sur le trajet d'un courant avaient pour effet de diminuer l'action de ce courant ; ainsi, pour faire contracter le trapèze avec une très faible résistance, il faut une intensité de 0,25 à 0,35 mA., tandis que si l'on interpose une résistance de 350,000 ω, il faut que le courant atteigne une intensité de 1 mA. pour provoquer la contraction. Par conséquent, à intensité égale, un courant est d'autant plus efficace que les résistances qu'il a à traverser sont plus petites.

Or, dans les expériences précédemment exposées, lorsque la source électrique a une grande force électromotrice, on est obligé d'interposer de fortes résistances, comme nous l'avons vu. L'interposition de ces grandes résistances devrait donc avoir pour effet de *diminuer* l'action du courant, d'après Anfinoff. C'est, au contraire, une augmentation d'effet qui a été trouvée par les autres expérimentateurs. Il y a là quelque chose de contradictoire.

Ouanoff, pour expliquer les faits observés par Anfinoff, invoque l'influence du *temps* pendant lequel une même quantité d'énergie s'écoule à travers les conducteurs.

Le temps que met un courant pour arriver à une intensité donnée est proportionnel à la capacité de l'ensemble des conducteurs et à la résistance du circuit. D'après lui, l'augmentation de la résistance doit allonger le temps d'arrivée à l'intensité finale. Si cette loi s'applique aux conducteurs parcourus par le courant galvanique, il est certain qu'une augmentation de voltage, qui nécessite l'interposition de fortes résistances, ne doit pas donner au courant une efficacité plus grande que celle qu'il a avec une source d'électricité de faible force électromotrice qui exige de faibles résistances.

Nous devons encore indiquer l'opinion de M. Weiss, professeur agrégé à la Faculté de médecine de Paris :

« Nous avons répété, dit-il, l'expérience avec MM. Gariel et Broca, en poussant jusqu'à 120 éléments, et nous avons constaté qu'à un même effet correspondait *toujours* une même intensité. »

L'expérience de M. Weiss était faite de la manière la plus concluante : la personne sur laquelle on opérait ne voyait pas le galvanomètre, et ce n'est qu'au moment où elle disait éprouver la même sensation dans les divers cas qu'on allait vérifier l'intensité du courant.

On peut cependant faire une objection à cette expérience : c'est que l'on cherchait à produire sur les nerfs sensitifs *la même sensation* dans les différents cas.

Nous avons déjà dit combien il est difficile, sinon impossible, d'affirmer l'égalité de deux sensations électriques successivement perçues; nous ne sommes pas organisés pour pouvoir comparer ces sensations, et nous sommes, de ce chef, exposés à commettre de grosses erreurs. Aussi avons-nous essayé de refaire l'expérience de M. Weiss en cherchant le moment de l'apparition de la sensation correspondant à des voltages différents.

Dans une première détermination, nous avons pris 10 volts, et à l'aide du rhéostat en U, modifié, nous avons fait croître lentement l'intensité jusqu'à ce que nous éprouvions la sensation *minima* (milliampèresmètre d'Arnoux et Chauvin). L'expérience, recommencée plusieurs fois, a fourni toujours l'intensité 2,5 mA.

Nous avons pris alors une force électromotrice de 110 volts, et nous avons constaté que la sensation *minima* était perçue exactement pour la même valeur de l'intensité 2,5 mA. Ces déterminations peuvent être considérées comme ayant quelque précision, étant donnée l'habitude que nous avons acquise, pendant ces recherches sur la sensibilité électrique, de bien reconnaître le moment où la sensation initiale est perçue.

Notre conviction, d'après tout ce qui précède, est que le facteur important à considérer c'est l'*intensité* du courant, quelle que soit la force électromotrice de la source à laquelle on s'adresse. L'emploi des rhéostats est donc absolument rationnel.

Variation de la sensibilité électrocutanée avec la densité électrique. — Un des facteurs les plus importants à considérer au point de vue de la sensibilité électrique de la peau, c'est la *densité électrique* du courant. On sait que l'on appelle densité électrique le rapport de l'intensité d'un courant à la section du conducteur que traverse ce courant. La valeur absolue de l'intensité d'un courant dans les applications électrothérapiques, n'est pas d'une grande utilité par elle-même. La surface de l'électrode doit aussi être prise en considération. Les effets sensitifs, pour une électrode donnée, dépendent à la fois des deux termes qui entrent dans l'expression de la densité, l'intensité et la surface cutanée recouverte.

On peut poser en principe que toutes les fois qu'avec une bonne électrode, remplissant les conditions que nous avons exposées précédemment, il y a douleur, c'est que la densité électrique est trop grande. C'est à cet élément important qu'il

faut attribuer la douleur, et non pas à des imperfections
d'appareils ou à toute autre cause. Si on considère un circuit
dans lequel se trouve le corps humain, la densité électrique
possède une infinité de valeurs, suivant le point où on la
considère. Si on imagine, par exemple, une section faite à
l'intérieur du corps, perpendiculairement aux lignes de flux
centrales du circuit, la densité est toujours très faible, bien
que l'intensité du courant puisse avoir une grande valeur;
mais l'évaluation de la densité dans le corps a une très petite
importance, au point de vue des phénomènes sensitifs : c'est
la densité que possède le courant aux points d'*entrée* et de
sortie qu'il importe, au contraire, d'examiner avec soin. Considérons ce qui se passe au niveau d'une électrode, et suppo-
sons-la de 500 centimètres carrés. Si le courant a une intensité
de 25 mA., il ne se produit aucune sensation douloureuse, et
la peau devient à peine rouge après plusieurs minutes d'application.

La densité électrique est, dans ce cas,

$$D = \frac{25}{500} = 0,05,$$

ce qui veut dire que l'intensité qui passe par centimètre carré
est de 5 centièmes de milliampère. Cette très faible densité
rend compte de la très faible sensation éprouvée au niveau de
l'électrode.

Voyons maintenant ce qui va se passer, en tant que phénomènes sensitifs, si nous remplaçons cette électrode de 500 centimètres carrés par une autre de 5 centimètres carrés; cette
surface correspond à peu près à celle des tampons excitateurs
dont on se sert en électrodiagnostic et ayant 2°5 de diamètre.
Pour atteindre la même intensité que tout à l'heure, 25 mA.,
on s'aperçoit d'abord que l'on est obligé d'enfoncer le curseur
du rhéostat, c'est-à-dire d'interposer dans le circuit une
résistance moindre; ce résultat est évidemment dû à ce que
la résistance de l'électrode est beaucoup plus grande que celle

de la première, puisque sa section est plus petite. En second lieu, le sujet sur lequel est appliqué ce tampon ne tarde pas à accuser une douleur qui devient intolérable, même avant que l'intensité ait acquis la valeur de 25 mA. Si on maintient cependant l'électrode en place, on constate que la surface cutanée présente une rougeur profonde, si le courant passe quelques minutes.

Ainsi donc, voilà deux cas dans lesquels la quantité d'électricité est la même, et cependant les effets sensitifs cutanés sont bien différents : dans le premier cas, sensation à peu près nulle (il y a eu simplement une légère rubéfaction de la peau); dans le second cas, douleur violente, intolérable, et destruction des téguments.

Calculons la densité électrique correspondant au second cas, nous avons :

$$D = \frac{25}{5} = 5.$$

c'est-à-dire qu'ici l'intensité du courant par centimètre carré a été de 5 mA.; elle est donc 100 fois plus grande que dans le premier cas. La considération des deux valeurs de la densité électrique suffit amplement à faire comprendre la différence des résultats obtenus.

Malgré l'importance qui revient à la densité électrique dans l'étude des sensations produites par le courant galvanique et dans les nombreuses applications électrothérapiques de ce courant, importance que nous avons tâché de bien mettre en évidence, il n'existe cependant qu'un très petit nombre de travaux et de recherches sur cette question. Il n'y a, à notre connaissance, que Boudet de Pàris qui ait étudié expérimentalement l'influence de la densité sur la sensation produite. Nous devons donc résumer les recherches de cet électricien distingué avant de faire connaître nos propres expériences.

Boudet [1] a cherché à déterminer la densité électrique qui

(1) *Électricité médicale*, p. 301.

5

correspond aux *sensations supportables* lorsqu'on emploie une électrode donnée.

Pour cela, il a pris des électrodes dont la surface allait en croissant depuis 1 centimètre carré jusqu'à 500 centimètres carrés. Il a déterminé sur un assez grand nombre de sujets les intensités qui, pour chaque électrode considérée, produisaient la sensation supportable maxima. Il a ainsi obtenu la courbe (*fig.* 8).

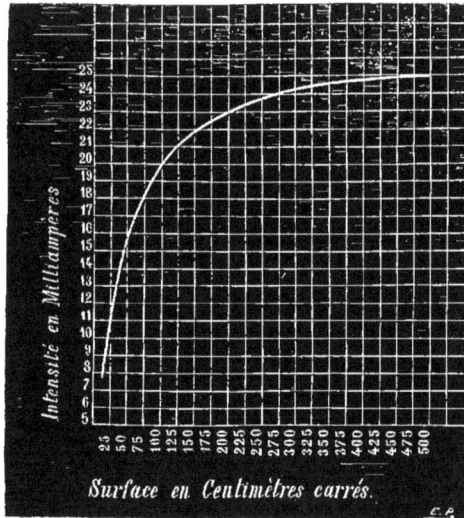

Fig. 8. — Courbe de Duchenne de Boulogne.

L'effort que Boudet de Paris a fait pour arriver à donner des règles pratiques sur la densité à employer dans les applications thérapeutiques et dans chaque cas, est évidemment très louable, et il serait à désirer que des travaux de ce genre fussent plus nombreux. Cependant, nous ferons à cet auteur trois objections principales :

1° Le pôle actif avec lequel Boudet a construit sa courbe et son tableau n'est pas indiqué. Est-ce que les nombres qu'il signale se rapportent au pôle positif ou au pôle négatif? Cette distinction est très importante, car on sait combien sont différentes les sensations produites par les deux pôles et combien est prépondérante l'action du négatif dans les phénomènes de sensibilité.

2° Pour déterminer les nombres inscrits sur son tableau, Boudet a cherché à produire, dans chaque cas, la même sensation. Or, on sait encore combien peu nous sommes capables de dire si une sensation donnée est égale à une autre. Il n'y a rien de si trompeur que ce moyen d'appréciation ; il le dit lui-même (p. 303).

3° Enfin, les nombres qu'il indique comme ne devant pas être dépassés ne peuvent pas servir dans la pratique, car nous avons vu combien est grand le rôle joué par la *qualité* des électrodes dans la sensation éprouvée. Ainsi, pour une électrode de 150 centimètres carrés, Boudet fixe le chiffre de 22 mA. comme produisant la sensation-limite qui puisse être supportée sans douleur. Or, combien de fois avons-nous employé, pour cette même surface, une intensité de 60 mA., dans la galvanisation de la moelle, par exemple, et sans faire souffrir en aucune façon les malades !

Toutes ces raisons nous ont engagé à reprendre des recherches précises, afin de bien connaître comment varie la sensibilité électrique de la peau avec la densité du courant.

Nous avons eu soin d'étudier séparément le pôle positif et le pôle négatif, comme toujours ; de plus, au lieu de chercher à apprécier des sensations égales, nous avons pris comme réactif le moment où la sensation *minima* commence à apparaître.

D'après ce que nous avons rapporté dans un des chapitres précédents, dans lequel nous avons démontré l'influence de la résistance des électrodes sur la sensibilité cutanée, il était, pour ces recherches, indispensable de prendre des électrodes identiques, ne différant entre elles que par la surface. Nous

avons choisi, pour remplir cette condition, des électrodes
formées d'un même nombre de feuilles de papier buvard
superposées; chaque électrode était faite avec 32 feuilles de
ce papier, coupées suivant un rectangle, forme commode
pour en évaluer la surface. Ces masses spongieuses présentent
l'avantage de bien s'appliquer sur la peau. Le courant était
amené à ces différentes masses au moyen d'une plaque de
charbon posée au-dessus.

Avant d'entreprendre une série d'expériences, ces masses
étaient placées dans de l'eau ordinaire, de façon à les bien
imbiber; puis elles étaient légèrement exprimées. Nous avons
essayé d'en déterminer la résistance en les plaçant, avant
l'expérience, entre deux plaques de charbon, et en leur appliquant autant que possible la même pression que lorsqu'elles
étaient sur la peau. Nous nous sommes servi de la méthode de
Kohlrausch, qui est bonne ici, car le téléphone reste au silence :

	Électrodes.	Surfaces.	Résistances.
	em cm .	—	—
1°	2,0 sur 1,3......... =	2,6 c. q.	240 ohms
2°	1,8 sur 3 .... =	5,4	215 —
3°	3 sur 3,5......... =	10,50	150 —
4°	4,5 sur 3,5......... =	15,75	95 —
5°	3,5 sur 5,5......... =	19,25	69 —
6°	4,5 sur 6,5......... =	29,25	64 —
7°	6 sur 6,5......... =	39	55 —
8°	7 sur 8,3......... =	58,10	48 —
9°	7 sur 11 .... =	77	40 —
10°	9,5 sur 11 .... =	104,50	30 —
11°	13,5 sur 11	148,50	» —
12°	13 sur 18 .... =	234	» —

Nous avons fait plusieurs séries d'expériences, sur plusieurs
sujets; mais comme les résultats généraux ont été les mêmes,
nous nous bornerons à indiquer les nombres trouvés dans
une de ces expériences. L'électrode indifférente était une
grande plaque abdominale placée sous les fesses du sujet. La
région explorée a été l'abdomen, c'est-à-dire une partie du
corps permettant d'appliquer de larges électrodes. L'intensité

était réglée à l'aide du rhéostat à liquide en U, et son accroissement avait lieu très lentement.

Voici les nombres trouvés avec le *pôle positif :*

	Surfaces.	Intensités.
	en q	
1°	2,6	0,5 mA
2°	5,4	1 —
3°	10,5	2,75 à 3 —
4°	15,75	3,5 —
5°	19,25	4,5 —
6°	29,25	5,5 —
7°	39	7 —
8°	58,1	7,5 à 8 —
9°	77	8,5 —
10°	104,5	9,3 —
11°	148,5	10 —
12°	234	11,5 —

Si on porte en ordonnées les intensités et en abscisses les
surfaces des électrodes, on obtient pour chaque détermination
un point. Tous les points ainsi construits permettent, en les
réunissant par une ligne continue, d'obtenir la courbe (*fig.* 9

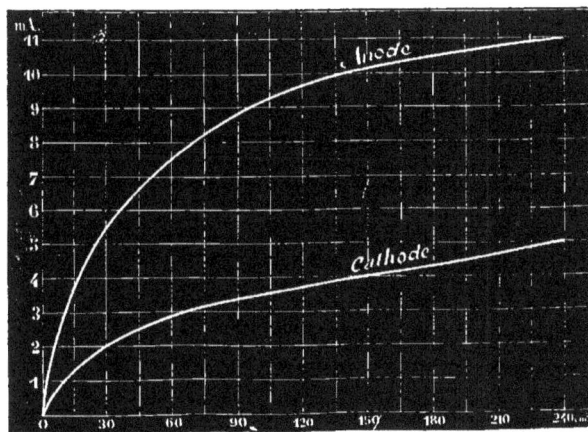

Fig. 9. — Variation de la sensibilité électrique avec la densité du courant.

anode), qui est la représentation graphique de la variation de
la sensibilité avec la densité électrique pour le pôle positif.

Comme on le voit, cette courbe affecte une forme qui rappelle celle obtenue par Boudet de Pàris.

Il était indispensable d'étudier la variation de la sensibilité électrique, non seulement avec le pôle positif, mais aussi avec le négatif. Les expériences ont été faites de la même manière que celles relatives au pôle positif, et sur la même région du corps.

Les nombres trouvés pour produire la sensation *minima* ont été les suivants :

		Intensités.
Électrode	1	0,25 mA.
—	2	0,75 —
—	3	1,25 —
—	4	1,5 —
—	5	1,75 —
—	6	2 —
—	7	2,25 —
—	8	2,5 —
—	9	3 —
—	10	3,5 —
—	11	4 —
—	12	5,5 —

On voit de suite que les nombres de milliampères sont respectivement plus petits que ceux du pôle positif, quoique correspondant au même effet sensitif; ce qu'il était facile de prévoir, puisque nous savons que l'action sensitive du négatif est plus prononcée, toutes choses égales d'ailleurs, que celle du positif.

En construisant la courbe comme nous l'avons indiqué à propos du pôle positif, on obtient graphiquement (*fig.* 9) la variation correspondant au pôle négatif ou cathode.

Ces deux courbes sont très intéressantes à considérer : elles montrent tout d'abord la justesse de l'objection que nous avons faite aux recherches de Boudet, c'est-à-dire l'utilité qu'il y a de distinguer le signe du pôle actif.

D'une manière générale, on voit que, pour les petites surfaces d'électrodes, la sensibilité électrique de la peau varie beaucoup plus rapidement qu'avec de larges électrodes. Le moment où la variation commence à devenir moins rapide est plus éloigné du point-origine pour l'anode que pour la cathode; à partir de ce point, les deux courbes sont parallèles, ou plutôt la variation présente la même allure pour les deux pôles.

Les courbes que nos expériences nous ont permis de construire offrent, en outre, un intérêt pratique assez important : elles peuvent renseigner le médecin-électricien sur les effets sensitifs variables que produit un même courant avec des électrodes différentes.

L'importance que présente, dans les phénomènes sensitifs, la densité électrique, montre avec quel soin l'on doit mesurer la surface des électrodes; ce terme de la densité mérite autant d'attention que l'autre terme, l'intensité. Il est donc indispensable, dans les applications électrothérapiques, de n'employer que des électrodes à surface bien connue et gravée dans le métal de l'électrode; une application de courant faite sans cette utile précaution ressemble beaucoup à une administration de médicaments faite sans pesée.

Mais il ne suffit pas de prendre une électrode graduée et de l'appliquer sans soin sur une partie du corps pour être sûr de la densité électrique que l'on utilise; il faut encore prendre la peine d'assurer exactement un contact parfait entre l'électrode et tous les points de la peau qu'elle recouvre ou qu'elle est censée recouvrir.

Pour montrer combien serait illusoire la valeur de la densité électrique si l'on ne prenait pas les précautions que nous indiquons, nous avons fait quelques expériences qui prouvent l'exactitude de notre assertion. Nous avons pris plusieurs électrodes graduées, et nous avons essayé d'enregistrer les points où le contact avait lieu entre l'électrode et la peau. Pour cela, nous avons recouvert la région cutanée où nous voulions placer l'électrode de poudre d'amidon, puis nous avons imbibé légèrement la toile de l'électrode avec une solu-

tion alcoolique d'iode à 1 pour 25. Il faut avoir soin de ne pas
mettre un excès de cette solution, si l'on veut avoir des
empreintes propres et nettes.

On applique alors l'électrode sur la région amidonnée, en
exerçant la même pression que pour les applications électrothérapiques. Les points de la peau qui sont en contact réel
avec l'électrode prennent une teinte bleue, due à la formation
d'iodure d'amidon ; on enlève l'électrode, et il est facile de
relever ou de photographier les plages cutanées bleues. Nous
avons pu décalquer ces plages ; pour cela, on laisse sécher la
légère couche d'iodure d'amidon, ce qui est très vite fait, puis
avec du papier à décalquer très fin appliqué sur la peau, nous
avons suivi les contours des plages bleues.

Sur le sternum d'un sujet, nous avons appliqué une électrode de 200 centimètres carrés ; les points où le contact avait
lieu sont loin d'avoir la surface indiquée sur l'électrode. En
appliquant la même électrode à la partie supérieure du dos,
au-dessous de la nuque, le contact n'avait pas lieu non plus
sur toute la surface, mais il est cependant bien plus complet
que dans le premier cas.

Ce résultat prouve qu'au lieu de placer l'électrode indifférente sur le sternum, comme le conseille Erb, il est préférable
de la mettre en haut du dos, comme le recommande M. le
professeur Bergonié, car, en supposant que l'application
électrothérapique soit faite par un médecin négligeant ou
ignorant l'importance des données que nous avons examinées,
un courant plus intense pourra être atteint avec l'électrode
placée au-dessous de la nuque, puisque la surface de contact
est ici bien plus grande.

Nous avons pris encore des empreintes à la face : dans les
paralysies faciales ou dans les névralgies du trijumeau, on
emploie souvent une électrode de 40 centimètres carrés, que
l'on applique sur la joue sur un sujet maigre ; nous avons
obtenu une empreinte qui montre que le contact est loin de
se faire suivant la surface indiquée. Sur un sujet gras, au

contraire, le contact est plus complet et a lieu sur presque toute la surface de l'électrode.

L'examen de ces dessins permet de comprendre pourquoi, sur certains sujets, on peut, *avec la même électrode,* atteindre de fortes intensités, tandis que, sur d'autres, l'intensité ne peut pas être portée bien haut sans occasionner une sensation très douloureuse.

L'électrode, en effet, est la même *en apparence,* mais la surface recouverte est bien différente : la densité, dans un cas, a une faible valeur; tandis que, dans l'autre, l'intensité étant la même, la densité a une valeur beaucoup plus grande.

Nous aurions pu multiplier les empreintes, mais nous croyons avoir suffisamment ainsi démontré l'importance considérable qu'il y a, au point de vue de la densité électrique et de son influence sur la sensibilité, non seulement à employer des électrodes graduées, mais aussi à assurer un contact parfait avec les points de la peau qu'elles recouvrent.

Pour assurer ce contact et pour le rendre bien complet, on devra, surtout chez les sujets maigres, placer une bonne couche d'ouate mouillée entre l'électrode et la peau : on forme ainsi un matelas élastique qui est facilement déprimé par les régions saillantes et qui comble exactement les intervalles qui tantôt existaient en dessous de l'électrode.

Influence des anesthésiques sur la sensibilité électrique. — Il était intéressant d'étudier l'influence qu'ont les anesthésiques sur la sensibilité électrique de la peau. Cette question n'avait pas encore été abordée, autant que nous avons pu le constater par nos recherches bibliographiques. Cependant, ce sujet est important, car il va nous permettre de différencier la sensibilité électrique des autres sensibilités de la peau, et en particulier de la sensibilité à la piqûre.

La question que nous nous sommes posée est la suivante : Est-ce qu'un anesthésique local qui supprime les sensations de piqûre est aussi capable de supprimer la sensation électrique?

Nous avons choisi le mode d'anesthésie le plus simple et le plus souvent employé : l'abaissement de température de la région explorée, et le corps qui nous a servi, c'est l'éther. On sait que l'évaporation de ce liquide répandu sur la peau produit un abaissement de température qui est utilisé pour pratiquer nombre d'opérations chirurgicales. Si on vaporise de l'éther sur la peau, on peut enfoncer une épingle sans que la sensation soit perçue. En est-il de même pour le courant électrique ?

Nous avons pris une région donnée de la peau, et nous avons cherché d'abord quelle était la valeur de l'intensité capable de produire la sensation minima sur cette région. Nous nous sommes servi pour cette étude du rhéostat que nous avons décrit à propos des secousses sensibles.

1ʳᵉ EXPÉRIENCE. — On place sur la région postéro-externe de l'avant-bras une électrode formée de plusieurs couches de papier buvard humide et de 1 centimètre carré d'épaisseur; une plaque de charbon reliée au conducteur est placée sur les feuilles de papier. La surface de l'électrode est de 15 centimètres carrés; on cherche pour chaque pôle l'intensité *minima* capable d'exciter les nerfs sensitifs. On trouve :

Pôle négatif.................... 1   mA.
Pôle positif.................... 2,5 —

On enlève alors l'électrode et on vaporise de l'éther jusqu'à anesthésie, c'est-à-dire jusqu'à ce qu'une épingle enfoncée dans cette région ne produise plus aucune sensation. Dès que le liquide est entièrement vaporisé, on replace l'électrode et on recommence à chercher l'intensité *minima* capable de produire une sensation.

On constate d'abord qu'il faut augmenter le courant; l'intensité qui, tout à l'heure, pouvait exciter les nerfs sensitifs cutanés, ne produit plus aucune sensation; on arrive aux nombres suivants pour provoquer un commencement de sensibilité :

Pôle négatif.................... 3,5 mA.
Pôle positif.................... 5,5 —

On voit que l'action anesthésique a eu pour effet de *diminuer* la sensibilité électrique de la peau, mais non de l'*abolir*.

2e EXPÉRIENCE. — On prend comme région explorée la face antérieure de la cuisse et on fait les mêmes déterminations que précédemment, puis on vaporise de l'éther jusqu'à anesthésie complète à la piqûre; on cherche de nouveau les intensités *minima* nécessaires à exciter la sensibilité pour chaque pôle.

On obtient ainsi le tableau suivant :

	Avant l'anesthésie.	Après l'anesthésie.
Pôle négatif	1,5 mA.	6 mA.
Pôle positif	3,5 —	9 —

Là, encore, l'intensité capable d'exciter les nerfs sensitifs de la région soumise au refroidissement a été plus grande qu'avant l'anesthésie, mais la sensation électrique n'a pas été abolie, comme l'a été la sensation de piqûre.

3e EXPÉRIENCE. — Afin de ne pas changer les conditions de l'expérience et de ne pas déplacer l'électrode, nous avons pris l'électrode en verre formée de deux cylindres concentriques.

Dans l'espace central, nous avons placé de l'eau où plongeait un crayon de charbon relié au conducteur, et dans l'espace annulaire, nous avons vaporisé de l'éther. Par conductibilité, l'action réfrigérante se transmet à toute la région et l'on n'a pas besoin de déplacer l'électrode. On attend d'abord cinq minutes pour que l'épiderme s'imbibe bien, puis on détermine les intensités *minima*.

On trouve ainsi les nombres suivants :

	Avant l'anesthésie.	Après l'anesthésie.
Pôle négatif	1 mA.	4 mA.
Pôle positif	3 —	5 —

Il n'y a donc pas de doute : l'action d'un anesthésique local a pour effet de diminuer la sensibilité électrique. Mais il y a une grande différence entre ce qui se passe pour la sensibilité à la piqûre et la sensibilité électrique. Tandis que la vaporisation d'éther permet de supprimer complètement la sensibilité à la piqûre, cette même vaporisation ne supprime pas la sensibilité électrique; celle-ci est simplement diminuée.

Ce résultat prouve quel moyen puissant on a dans l'emploi des courants électriques pour agir sur la sensibilité de la peau.

Dans le traitement des anesthésies pathologiques, le courant doit donc tenir la première place, car s'il y a anesthésie pour les moyens mécaniques ordinaires, piqûre, pincement, chatouillement, etc., il est rare qu'il y ait anesthésie pour les courants; il y a des diminutions de sensibilité électrique, mais presque jamais disparition.

La supériorité du courant pour l'excitation des nerfs sensibles sur tous les autres moyens mis en œuvre explique les bons résultats thérapeutiques que l'on obtient par son emploi dans la plupart des anesthésies.

Topographie de la sensibilité électrique de la peau. — Les auteurs qui ont cherché à explorer la sensibilité cutanée aux différents points du corps de l'homme ont à peu près exclusivement eu recours aux courants faradiques. Cependant, à cause de la difficulté que l'on a, encore aujourd'hui, à connaître et à mesurer l'intensité de ces courants, la recherche de la topographie sensible à l'aide des courants galvaniques aurait bien mieux eu sa raison d'être, puisque l'on peut, avec ces données, avoir à chaque instant un renseignement précis sur l'intensité.

Au lieu de prendre, comme on est malheureusement obligé de le faire pour les courants faradiques, des mesures tout à fait arbitraires, en comptant, par exemple, le nombre de centimètres qui séparent la bobine inductrice de la bobine induite, ou en relevant les divisions d'un rhéostat (si on laisse en place les bobines), on a l'avantage, avec les courants galvaniques, d'avoir des nombres absolus en milliampères, et indépendants de la résistance variable des différentes régions cutanées dont on explore la sensibilité électrique.

Cette résistance des diverses parties du corps intervient, au contraire, dans l'évaluation du degré de la sensibilité lorsqu'on se sert des distances des deux bobines. Cela est si vrai que Duchenne de Boulogne, qui, cependant, avait quelque valeur en faradisation, dit, à propos de la délicatesse sensitive de la peau : « La peau de la main jouit de très peu d'excitabilité électrique ; il en est de même de la face plantaire du pied, excepté dans sa partie moyenne et interne. Chez les individus dont les mains sont souvent exposées à l'air, la sensibilité de la peau est tellement émoussée qu'il faut recourir à des procédés particuliers et à un très fort courant pour la surexciter (¹). »

Duchenne appréciait la force du courant faradique soit en retirant son graduateur de cuivre, soit en manœuvrant son petit rhéostat. Or, il n'est pas douteux que la résistance des régions dont parle Duchenne, main et pied, soit beaucoup plus grande que celle de la peau du visage ou des bras. Ce fort courant qu'il était obligé d'employer était donc nécessité par la grande résistance des tissus en ces points, et non pas par une diminution de la sensibilité électrique.

L'impossibilité matérielle où l'on était et où l'on est encore de mesurer l'intensité des courants faradiques aurait donc dû faire penser à rechercher la topographie de la sensibilité électrique du corps en employant les courants galvaniques ; c'est tout le contraire qui s'est produit.

Examinons les méthodes qui ont été utilisées pour explorer la sensibilité électrique de la peau en ses différentes régions. C'est Leyden qui paraît avoir tenté le premier de rechercher la topographie de la sensibilité électrique de la peau. Il se servait de deux pointes émoussées de compas, fixées à une distance d'un centimètre l'une de l'autre ; on plaçait ces deux pointes en différentes régions, puis l'on cherchait le moment où la sensation apparaissait aux points excités. Leyden trouva ainsi que la sensibilité avait à peu près la même valeur sur les

---

(¹) *De l'électrisation localisée*, p. 62.

78   H. BORDIER.

divers points du corps de l'homme; il faut faire toutefois une exception pour le front et la plante des pieds.

On peut faire certaines critiques à la méthode de Leyden : le courant entrait par une pointe et sortait par l'autre, c'est-à-dire que les deux branches du compas étaient l'anode et la cathode. Or, on sait, comme nous l'avons indiqué déjà plusieurs fois, que les deux pôles ont une action très différente sur la sensibilité de la peau : la prédominance du négatif est constante. De plus, les électrodes qui sont terminées en pointe peuvent, même sur deux points symétriques du corps, produire des effets très différents. En effet, il peut arriver que l'une des pointes soit sur une branche nerveuse sensitive d'un côté, tandis que l'appareil porté sur le côté symétrique ne sera pas disposé de la même façon par rapport aux nerfs et à leurs branches sensibles.

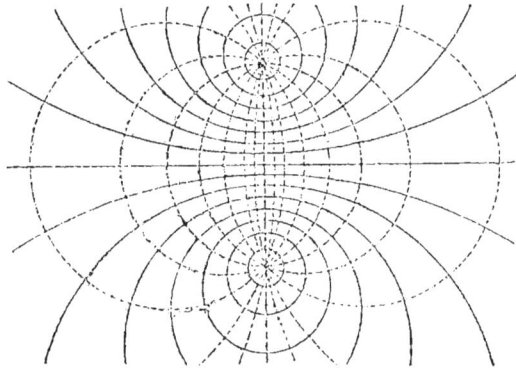

Fig. 10. — Lignes de flux en pointillé; lignes équipotentielles en trait plein.

Donc, inconvénients résultant de la différence d'action des deux pôles, qui sont trop voisins, et de la petitesse des électrodes.

Un troisième défaut de ce procédé, et qui fait que la sensibilité explorée de cette manière ne peut pas fournir les mêmes résultats que ceux obtenus par la méthode monopolaire, ressort de la considération des lignes de flux et des lignes équipotentielles correspondant au cas de Leyden. On peut représenter les lignes équipotentielles et les lignes de flux par des lignes en traits pleins et pointillés (*fig.* 10); c'est ce qui se passe dans un conducteur homorésistant. Quoique le corps de l'homme soit loin d'être un conducteur homorésistant, on peut remarquer que, dans le cas actuel, où l'on ne s'occupe que de la peau, c'est-à-dire d'un tégument très mince contenant les organes sensibles récepteurs de l'excitation électrique, on ne commet pas une bien grosse faute en admettant que la répartition des lignes de flux se fait comme nous venons de le figurer plus haut.

Ceci posé, on voit que les terminaisons nerveuses soumises à l'action du courant dans ces conditions sont surtout celles qui se trouvent entre les deux pointes du compas, tandis que les parties placées en dehors de l'espace interpolaire ne sont parcourues que par un très minime nombre de lignes de flux; en d'autres termes, la densité du courant est *maxima* entre les deux pointes : c'est là que l'excitation a principalement lieu.

Dans la méthode monopolaire, au contraire (la seule qui soit applicable dans la recherche de la sensibilité électrique), la disposition des lignes de flux est loin d'être la même (*fig.* 11); les lignes de flux vont en divergeant, et c'est exactement le point (ou la surface recouverte par l'électrode) qui est placé dans la région la plus dense, électriquement parlant. Il est

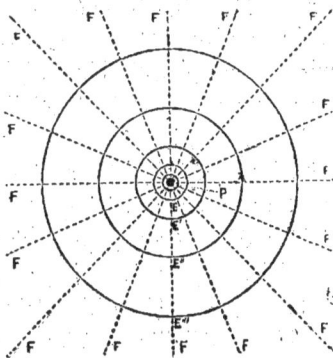

Fig. 11. — F F F, lignes de flux; E E'E″, lignes équipotentielles.

donc certain que l'exploration de la sensibilité électrique ne fournira pas les mêmes résultats par l'une ou par l'autre méthode.

Brenner a essayé de modifier la méthode de Leyden en rendant les deux pointes du compas de même signe, c'est-à-dire en les reliant au même pôle et en se servant d'une

électrode indifférente. Il supprime bien l'inconvénient résultant
de la différence de qualité polaire, mais il laisse subsister
celui de la disposition des lignes de flux, différente de celle
qui correspond à la méthode monopolaire.

Si on trace les lignes équipotentielles et les lignes de flux,
on voit qu'avec deux pôles de même nom les points soumis
au plus grand nombre de lignes de flux ne sont plus ceux
situés entre les pôles, mais que ce sont, au contraire, les
régions placées en dehors de l'espace interpolaire, où la
densité électrique est la plus grande. Les effets sensitifs
seront, on le conçoit aisément d'après cela, très différents
de ceux obtenus soit par la méthode monopolaire, soit avec
les deux pointes de signe contraire.

Bernhardt a exploré la sensibilité électrique de la peau en
utilisant une autre méthode. Il emploie un pinceau métallique
relié à l'un des pôles pendant que le sujet tient l'autre électrode dans la main. Dans le circuit se trouve un rhéostat
placé en dérivation; en augmentant progressivement la résistance de ce rhéostat, l'intensité du courant qui traverse le
corps va en augmentant, et il arrive un moment où il se
produit une évidente sensation de douleur. Les divisions
indiquées par le rhéostat sont prises comme mesure du courant. On peut objecter ici que l'emploi d'un pinceau métallique
est bien défectueux et que, suivant le nombre de fils qui touchent l'épiderme, suivant la pression exercée par chacun d'eux
sur la peau, l'effet sensitif est variable; en sorte que l'exploration de la sensibilité électrique, en deux points symétriques de
la peau, peut parfaitement fournir des résultats différents.

Drosdoff a décrit, d'après les conseils d'Erb, une méthode
d'exploration de la sensibilité, qui consiste à employer encore
un pinceau métallique mou, émoussé à plat, pendant que
l'autre électrode, indifférente, est appliquée sur le sternum.

On peut faire à ce procédé la même critique qu'à celui de
Bernhardt.

Nous arrivons maintenant à la méthode employée par Erb

lui-même pour la recherche de la topographie sensible et l'exploration électrique. Il emploie la méthode monopolaire, l'électrode indifférente étant placée sur le sternum. Son électrode active est formée de 400 fils métalliques fins, revêtus d'un fourreau et vernissés, enfermés dans un tube de caoutchouc d'environ deux centimètres de diamètre. Tous ces fils sont reliés ensemble par une soudure et communiquent avec la gaine métallique qui amène le courant; enfin un manche isolant permet le maniement facile de cette électrode particulière.

D'après son auteur, cette électrode, qui fait, dit-il, l'effet d'une surface métallique, a l'avantage d'offrir au courant de nombreuses entrées dans la peau. Nous ferons cependant trois objections principales à ce moyen d'explorer la sensibilité cutanée :

1° Comme les pinceaux de Bernhardt et de Drosdoff, cette électrode a l'inconvénient de ne pouvoir s'appliquer exactement sur tous les points de la peau : il suffit qu'un poil soit interposé entre la base de l'électrode et l'épiderme pour que le filet nerveux placé en dessous ne soit pas traversé par les lignes de flux.

2° Les conditions d'humidité de l'épiderme peuvent parfaitement ne pas être les mêmes dans tous les points placés en dessous de cette électrode sèche : les parties plus humides laisseront passer un plus grand nombre de lignes de flux que les autres, si bien que la détermination de la sensibilité faite dans la région symétrique pourra ne pas être exactement identique.

3° Cette électrode, formée de fils métalliques, mérite un reproche qui s'adresse à tous les moyens précédemment exposés : si l'on cherche à déterminer l'apparition de la sensation *minima*, il est impossible d'obtenir des mesures exactes en milliampères, car l'effet sensitif est, comme nous l'avons vu plus haut, tellement prompt à se faire sentir avec une électrode métallique à résistance presque nulle, que la lecture

6

de l'intensité est à peu près impossible à faire avec les milliampèresmètres ordinaires. L'intensité n'a pas eu le temps d'acquérir une valeur notable, que déjà l'on ressent une vive douleur.

Pour toutes les raisons que nous venons d'indiquer, il nous a paru prudent de rejeter, pour faire convenablement l'exploration de la sensibilité électrique des différentes régions du corps humain, l'emploi d'électrodes métalliques et sèches.

Des études que nous avons faites sur l'influence de la résistance des électrodes sur la sensibilité, il ressort que pour bien faire cette exploration, il faut commencer par placer l'épiderme dans des conditions telles que sa résistance soit aussi diminuée que possible, et, pour cela, le rendre humide. Cette précaution étant préalablement prise, la lente augmentation de l'intensité, partie de zéro, produit régulièrement l'apparition de la sensation spéciale au niveau de l'électrode active. La lecture du galvanomètre peut alors se faire dans d'excellentes conditions, et l'on peut ainsi avoir une valeur comparative du degré de sensibilité des régions cutanées du corps.

Mais pour que les valeurs marquées par le galvanomètre puissent se comparer entre elles, une condition importante est utile à réaliser : il faut que le degré d'imbibition de l'épiderme soit exactement le même, autrement, nous le savons, les effets sensitifs varient. Pour répondre le mieux possible à ce *desideratum,* nous avons pris une électrode active liquide. Pour cela, nous avons eu recours à une cupule bien rodée à sa base et pouvant bien s'appliquer sur la peau ; dans cette cupule, on place de l'eau ordinaire, et un crayon de charbon, maintenu dans un bouchon de caoutchouc, sert à amener le courant.

En laissant cette cupule pendant le même temps sur les différentes régions dont on veut explorer la sensibilité, l'épiderme s'imbibe complètement et toujours de la même façon. Pour évaluer le degré de sensibilité, nous avons pris, non pas le moment où il se produit de la douleur, mais bien le moment où le sujet perçoit la sensation *minima* occasionnée par le passage de courant. Nous avons dit à plusieurs reprises les avantages qu'il y a à choisir ce seuil de l'excitation sensitive, lorsqu'on veut obtenir une série de sensations vraiment comparables entre elles. Enfin, pour étudier complètement la topographie de la sensibilité, il nous a paru utile de rechercher l'apparition de la sensation, non pas avec un seul pôle, mais bien avec les deux pôles successivement.

Nous allons maintenant faire connaître les résultats que nous avons obtenus. La surface de la cupule contenant l'eau et dont le fond était formé par la peau, était de 7 centimètres carrés.

Le sujet sur lequel la détermination de la topographie sensible était faite, avait, au préalable, pris un bain alcalin, et c'était aussitôt ce nettoyage du corps opéré que les recherches étaient entreprises.

Le rhéostat utilisé a été, dans ces expériences, celui que nous avons décrit plus haut et qui permet de changer le sens du courant sans aucune secousse. La cupule restait en place pendant trois minutes avant de commencer à faire passer le courant. L'imbibition de l'épiderme pouvait être considérée, dans ces conditions, comme étant toujours la même :

	Régions explorées.	Pôle négatif.	Pôle positif.
	Front......................	0,5 mA.	1,4 mA.
	Tempes	0,3 —	0,8 —
	Joue (face antérieure)...	0,4 —	1 —
PARTIE	— (face latérale)......	0,5 —	1,2 —
ANTÉRIEURE	Menton...................	0,7 —	1,6 —
	Cou (face antéro-latérale).	0,8 —	1,9 —
DU	Épaule (face supérieure).	1,5 —	2,2 —
	Bras (face antérieure)...	1,2 —	2 —
CORPS.	Avant-bras (face antᵉʳᵉ).	1 —	2,1 —
	Poignet (face antérieure.	0,6 —	1,5 —
	Main (creux palmaire)...	1,5 —	2,2 —
	— (éminence thénar).	1,2 —	2 —
	— (émᶜᵉ hypothénar).	1,8 —	2,2 —

H. BORDIER.

Régions explorées.	Pôle négatif.	Pôle positif.
Sternum	1,3 mA.	2 mA.
Mamelon	0,6 —	1,4 —
Creux épigastrique......	1,6 —	2,6 —
Abdomen (au milieu) ...	1,5 —	2,5 —
— (fosses iliaques).	1,1 —	2 —
Cuisse (face antérieure) .	1,8 —	2,7 —
— (face externe)....	1,4 —	2,3 —
Scrotum.............	0,6 —	1 —
Genou	2 —	2,9 —
Jambe (face antéro-ext^ne).	2,1 —	2,9 —
Pied (face dorsale)......	2 —	3,1 —

PARTIE ANTÉRIEURE DU CORPS.

Régions explorées.	Pôle négatif.	Pôle positif.
Nuque...............	1 mA.	2,1 mA.
Région dorsale.........	1,5 —	2,3 —
Bras (face postérieure)..	1,4 —	2,3 —
Avant-bras (face post^re)..	1,1 —	2,2 —
Poignet (face post^re).....	0,6 —	1,5 —
Main (face dorsale)	1,4 —	2,1 —
Région lombaire........	1,4 —	2,1 —
Fesses...............	1,7 —	2,4 —
Cuisse (face postérieure).	1,2 —	2 —
Mollet..............	1,6 —	2,5 —
Plante du pied........	1,4 —	2,1 —
Talon	5 —	8 —

PARTIE POSTÉRIEURE DU CORPS.

L'examen des nombres que nous avons trouvés pour ce sujet, en recommençant chaque détermination de la sensation initiale deux ou trois fois, montre, ce que nous avons vu plusieurs fois dans le cours de ce travail, que l'effet du pôle négatif se fait sentir plus tôt que celui du positif.

Les chiffres contenus dans nos tableaux indiquent que la sensibilité électrique n'est pas également répartie dans tous les points : dans la zone cutanée antérieure du corps, la délicatesse des filets nerveux sensitifs est *maxima* vers la face et le cou; viennent ensuite les membres supérieurs et le tronc, ainsi que les membres inférieurs jusqu'au genou; enfin, la région la moins bien douée, sous le rapport de la sensibilité électrique, est représentée par la jambe et le pied. Sur cette zone antérieure, il faut remarquer que certains points se distinguent, par leur exquise sensibilité, des points voisins ambiants, comme le poignet, le mamelon et le scrotum.

L'électrode indifférente était ici une grande électrode de 1,440 centimètres carrés, qui était placée sous les fesses pendant l'exploration antérieure, et sur l'abdomen pendant l'exploration postérieure.

Nous avons déterminé la topographie sensible sur un autre sujet en prenant comme électrode active, non plus la cupule, mais un tampon bien rembourré servant à faire les examens d'électrodiagnostic. Nous avions soin de bien essuyer chaque place où ce tampon devait être appliqué et de bien humecter cette région avec une masse de coton imbibée d'eau légèrement chaude. Les nombres trouvés de cette manière, et que nous avons sous les yeux dans notre registre d'expériences, sont à peu près du même ordre de grandeur que ceux qui entrent dans le tableau précédent. Nous croyons inutile de les reproduire ici.

CHAPITRE III

II. — Courants faradiques.

L'étude de la sensibilité électrique de la peau explorée à l'aide des courants faradiques est aussi intéressante que celle que nous venons de faire pour les courants galvaniques; il est même certain que pour beaucoup de personnes, et peut-être même pour certains médecins, le mot de sensibilité électrique implique l'idée de bobines. C'est la sensation électrique la plus connue; on peut dire qu'aujourd'hui c'est une sensation banale, chacun ayant tenu des rhéophores dans les mains.

Cette sensation produite par le courant faradique a un caractère étrange : elle est le résultat d'une série de sensations pour ainsi dire élémentaires, dont la sommation correspond à l'impression générale éprouvée au niveau de la peau où sont appliquées les électrodes.

Chaque *coup d'induction*, c'est-à-dire chaque courant induit qui correspond à l'un des états variables du courant inducteur et principalement à celui *de rupture*, donne naissance à une sensation courte dans laquelle on peut distinguer un sentiment de choc et un sentiment de picotement. Si le nombre des interruptions du courant inducteur n'est pas très grand et si l'intensité du courant faradique est peu forte, la sensation est celle d'un fourmillement particulier qui est accompagné d'un picotement léger.

Lorsque, par l'un des nombreux procédés connus, on augmente l'intensité, la sensation devient plus profonde et le fourmillement finit par être douloureux : on éprouve alors un sentiment étrange, excentrique et étreignant.

L'action des effets thermiques mérite d'être recherchée tout d'abord. Bien que le courant change constamment et à chaque instant de sens, il peut donner naissance à des actions calorifiques. La loi de Joule

$$q = k \times r \times I^2 \times t$$

ne tient pas compte du sens du courant, et l'élévation de température d'un conducteur ne dépend que de la valeur moyenne de l'intensité du courant. C'est d'ailleurs sur ces actions calorifiques qu'est basé le voltsmètre de Cardew.

Il est donc logique de se demander, de même que nous l'avons fait pour les courants galvaniques, si l'effet thermique lié au passage du courant intervient dans la sensation éprouvée. Cette question est d'autant plus intéressante qu'il n'y a eu aucune recherche tentée dans cette voie.

Nous avons opéré à peu près de la même façon que pour les courants galvaniques; aussi nous donnerons ici moins de détails expérimentaux. Nous avons pu, grâce à cette étude antérieure, éviter les tâtonnements et rechercher d'emblée s'il y avait, par l'application du courant faradique, élévation ou abaissement de température sur le point de la peau où se trouvait placée l'électrode.

Nous avons opéré successivement avec les trois bobines induites de notre appareil, et pour que les phénomènes thermiques cutanés ne fussent pas compliqués par les phénomènes physiques résultant de l'application de la loi de Joule, nous nous sommes servi de l'électrode en verre du professeur Bergonié (fig. 2). Nous avons placé dans l'espace annulaire de l'eau, servant d'électrode, dans laquelle plongeait un fil de platine relié à l'un des conducteurs du courant. Dans l'espace central était le thermomètre à température locale de Seguin, passant dans un bouchon de caoutchouc.

Le point où était appliqué ce thermomètre était, dans ces conditions, entouré d'une zone circulaire où se propageait le courant et où avaient lieu les phénomènes vaso-moteurs que

le thermomètre ne pouvait manquer de traduire par ses variations forcément indépendantes du courant lui-même.

On attendait, avant de faire passer le courant, que le thermomètre fût bien stationnaire.

1re EXPÉRIENCE. — Résistance du fil secondaire de la bobine,
1 ohm.

Nombre d'interruptions par seconde, 104.

Force électromotrice du courant inducteur, 5,8 volts.

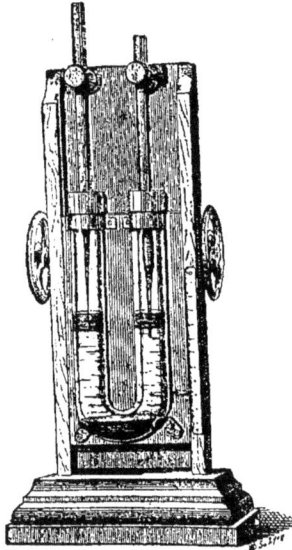

FIG. 12. — Rhéostat en U du prof. Bergonié
modifié par l'auteur.

L'électrode est placée sur la
face antérieure de l'avant-bras et
maintenue en place à l'aide d'un
lien. Le courant est gradué par
l'emploi du rhéostat en U (fig. 12),
que nous avons décrit dans les
Archives d'électricité médicale,
1895, page 234.

Température initiale, 33°,1.

Le courant est amené à une
intensité telle qu'il provoque le
tétanos des fléchisseurs et que la
sensation est très accusée, presque
insupportable.

Durée du passage du courant,
5 minutes. Le thermomètre marque, après ce temps-là, 33°,1.

Il n'y a donc eu aucun phéno-
mène thermique appréciable au niveau de la peau; ce qui
prouve qu'avec cette bobine à gros fil, les effets vaso-moteurs
sont très faibles.

2e EXPÉRIENCE. — Résistance du fil secondaire, 15 ohms.

Nombre d'interruptions par seconde, 104.

Force électromotrice du courant inducteur, 5,8 volts.

La cupule est placée sur la région symétrique, de l'autre
côté de l'avant-bras.

Température initiale, 33°,3.

Durée du passage du courant, 5 minutes :

Après la 1re minute....... T = 33°3
Après la 2e — .... T = 33,35
Après la 3e — .... T = 33,35
Après la 4e — .... T = 33,4
Après la 5e — .... T = 33,45

Il y a eu, comme on voit, une légère élévation de température égale à 0°,15. Les phénomènes vaso-moteurs sont peu importants : la peau ne présente, en effet, aucune rougeur lorsqu'on a enlevé l'électrode.

3e EXPÉRIENCE. — Résistance du fil secondaire de la bobine employée, 1,000 ohms.

Nombre d'interruptions par seconde, 104.

Force électromotrice inductrice, 5,8 volts.

La cupule de verre est appliquée sur l'avant-bras, du même côté que dans l'expérience 1, mais un peu plus haut, près du pli du coude.

Température initiale, 33°,7.

Durée de passage du courant, 5 minutes :

Après la 1re minute........ T = 33°7
Après la 2e — .... T = 33,75
Après la 3e — .... T = 33,85
Après la 4e — .... T = 33,9
Après la 5e — .... T = 34,0

L'élévation de température est de 0°,3. Lorsqu'on a enlevé l'électrode, on voit que la zone annulaire par où entrait le courant présente une coloration rosée qui s'étend jusqu'au centre de la région recouverte par la cupule.

La sensation qui, dans cette expérience, accompagnait la contraction tétanique des muscles de l'avant-bras était très douloureuse et difficile à supporter.

Il résulte bien de ces expériences que la sensation produite au niveau de la peau par le passage des courants faradiques ne peut pas être rapportée à un effet thermique.

Ce n'est pas en causant une élévation de température que les courants faradiques impressionnent nos nerfs sensibles de la peau, lorsqu'on applique ces courants à l'aide d'électrodes humides. S'il y avait dû avoir augmentation de la température locale, nous l'aurions sûrement constatée dans nos expériences où l'intensité du courant était portée à une valeur aussi élevée que possible, produisant la sensation la plus douloureuse.

Pinceau faradique. — Nous avons pensé à étudier aussi ce qui se passe, au point de vue des effets thermiques, lorsqu'on utilise une autre espèce d'électrode quelquefois employée, le *pinceau faradique* de Duchenne de Boulogne.

Comme on sait, ce pinceau est utilisé pour provoquer de fortes excitations des nerfs sensitifs dans les cas d'anesthésie cutanée. Duchenne a indiqué trois moyens de se servir de ce pinceau à fils métalliques : le premier consiste à parcourir la surface malade en promenant le pinceau sans lui laisser abandonner la peau; le deuxième consiste à frapper légèrement la peau avec l'extrémité des balais (Duchenne appelle ce procédé la *fustigation électrique*); le troisième consiste à appliquer le pinceau sur un point donné de la peau et à le laisser en place aussi longtemps que peut le supporter le malade : c'est le *moxa électrique* de Duchenne. Ce dernier procédé est le plus douloureux des trois; aussi c'est lui que nous avons étudié, car s'il doit y avoir des phénomènes thermiques liés à la sensation cutanée, c'est dans ce mode d'application qu'ils doivent être le plus prononcés.

Nous avons pris un pinceau en fils de laiton, comme ceux qui se trouvent dans le commerce et qui ne manquent jamais dans une de ces petites boîtes si dangereuses que trop de malades ont entre les mains. Nous avons disposé les fils de ce pinceau autour du réservoir aplati du thermomètre de Seguin, auquel il était fixé par un lien de caoutchouc. Ce système passait dans l'ouverture d'une petite cupule en fibre végétale qui servait à le maintenir et qui était fixée sur l'avant-bras par un lien élastique. Nous devons ajouter que les expériences qui suivent, faites avec ce pinceau, ont été pratiquées sur nous-même, car on ne trouve pas facilement de sujets qui veuillent s'y prêter, à cause de la douleur extrême causée par ce moxa.

1re EXPÉRIENCE. — Bobine de 1,000 ohms, à fil fin.

Nombre d'interruptions par seconde, 94.

Force électromotrice inductrice, 8,7 volts.

Température initiale, 31°,2.

On fait passer le courant qui est gradué avec le rhéostat en U; la douleur est très vive, quoique celui-ci soit à peine au-dessus de zéro :

$$
\begin{aligned}
&\text{Après la } 1^{re} \text{ minute}\ldots\ldots && T = 31^{o}3 \\
&\text{Après la } 2^{e} \quad - \quad \ldots\ldots && T = 31,4 \\
&\text{Après la } 3^{e} \quad - \quad \ldots\ldots && T = 31,45 \\
&\text{Après la } 4^{e} \quad - \quad \ldots\ldots && T = 31,5 \\
&\text{Après la } 5^{e} \quad - \quad \ldots\ldots && T = 31,6
\end{aligned}
$$

On coupe le circuit à ce moment; mais nous continuons à observer le thermomètre pour bien connaître l'allure du phénomène :

$$
\begin{aligned}
&\text{Après la } 6^{e} \text{ minute}\ldots\ldots && T = 31^{o}7 \\
&\text{Après la } 7^{e} \quad - \quad \ldots\ldots && T = 31,8 \\
&\text{Après la } 8^{e} \quad - \quad \ldots\ldots && T = 31,85 \\
&\text{Après la } 9^{e} \quad - \quad \ldots\ldots && T = 31,8 \\
&\text{Après la } 10^{e} \quad - \quad \ldots\ldots && T = 31,75 \\
&\text{Après la } 11^{e} \quad - \quad \ldots\ldots && T = 31,7 \\
&\text{Après la } 12^{e} \quad - \quad \ldots\ldots && T = 31,6 \\
&\text{Après la } 13^{e} \quad - \quad \ldots\ldots && T = 31,5 \\
&\text{Après la } 14^{e} \quad - \quad \ldots\ldots && T = 31,3
\end{aligned}
$$

La peau qui entoure le point où sont appliqués le thermomètre et le pinceau, présente une vive rougeur. L'élévation de température a été de 0°,65. Il y a donc, dans ce cas, des phénomènes vaso-moteurs appréciables; mais l'effet thermique est loin cependant de pouvoir fournir l'explication de la très forte sensation due au passage du courant.

2ᵉ EXPÉRIENCE. — Bobine de 15 omhs, à fil moyen.

Nombre d'interruptions par seconde, 94.

Force électromotrice du courant induit, 8,9 volts.

Température initiale, 31°,2 :

Après la 1ʳᵉ minute....... T = 31°3
Après la 2ᵉ — .... T = 31,45
Après la 3ᵉ — .... T = 31,5
Après la 4ᵉ — .... T = 31,55
Après la 5ᵉ — .... T = 31,6

On arrête le courant et nous observons le thermomètre, qui indique :

Après la 6ᵉ minute....... T = 31°6
Après la 7ᵉ — .... T = 31,6
Après la 8ᵉ — .... T = 31,5
Après la 9ᵉ — .... T = 31,4
Après la 10ᵉ — .... T = 31,3

L'élévation de température, moins forte que dans le cas de la bobine à fil fin, est ici de 0°,4. La peau est colorée au point où était appliqué le balai, mais bien moins que dans l'expérience précédente.

Il faut noter, de plus, que la sensation a été moins vive et bien plus supportable qu'avec la bobine à fil fin.

3ᵉ EXPÉRIENCE. — Bobine de 1 ohm, fil gros.

Nombre d'interruptions, 94 par seconde.

Force électromotrice inductrice, 8,7 volts.

Température initiale, 31°2 :

Après la 1ʳᵉ minute...... T = 31°2
Après la 2ᵉ — ...... T = 31,2
Après la 3ᵉ — ...... T = 31,2
Après la 4ᵉ — ...... T = 31,25
Après la 5ᵉ — ...... T = 31,3

On coupe le circuit, et on note successivement :

Après la 6ᵉ minute....... T = 31°3
Après la 7ᵉ — .... T = 31,25
Après la 8ᵉ — .... T = 31,25
Après la 9ᵉ — .... T = 31,2
Après la 10ᵉ — .... T = 31,2

L'élévation de température n'est que de 0°,1; le point où était le balai ne présente pas la rougeur des deux expériences précédentes. Enfin, la sensation, quoique encore vive, n'est pas douloureuse comme dans les deux premiers cas.

Ainsi, par l'emploi du pinceau faradique et avec des intensités occasionnant des sensations douloureuses, on a eu les élévations thermométriques suivantes :

$$
\begin{array}{ll}
\text{Bobine de 1,000 } \omega\ldots\ldots\ldots\ldots\ldots & 0°65 \\
\text{Bobine de } \quad 15 \ \omega\ldots\ldots\ldots\ldots\ldots & 0,4 \\
\text{Bobine de } \quad\ \ 1 \ \omega\ldots\ldots\ldots\ldots\ldots & 0,1
\end{array}
$$

Dans le premier cas, l'élévation *maxima* n'a pas eu lieu pendant le passage du courant, mais 3 minutes après seulement; c'est-à-dire qu'une fois le courant arrêté, la température a continué à croître jusque vers la 8e minute, pour ensuite décroître lentement.

Dans la deuxième expérience, la température n'a pas continué sa marche ascendante après l'ouverture du circuit, mais elle s'est maintenue à la même valeur pendant 3 minutes avant de commencer à diminuer.

Enfin, avec la bobine à fil gros, la température, qui avait augmenté de 0°,1, s'est à peine maintenue une minute et a repris sa valeur initiale très rapidement.

Les effets vaso-moteurs sont donc bien différents, suivant la bobine employée; mais les effets thermiques sont assurément insuffisants pour permettre de penser que la sensation cutanée doit sa cause à une élévation de température.

Quoi qu'il en soit, les expériences que nous venons d'exposer étaient, il nous semble, utiles, puisque l'on n'avait aucune donnée précise sur ce point.

La définition complète des conditions physiques dans lesquelles on se trouve placé lorsqu'on excite et qu'on explore la sensibilité électrique, est de beaucoup moins facile à faire dans le cas des courants faradiques que dans le cas des courants galvaniques.

Cette difficulté tient à ce que nous ne possédons pas encore des appareils commodes et pratiques pour déterminer la force électromotrice de ces courants, leur intensité, leur forme.

Lorsqu'on parcourt les auteurs qui ont le mieux précisé les conditions dans lesquelles ils se sont placés pour faire, soit des recherches d'excitabilité motrice ou sensitive, soit des applications thérapeutiques de ces courants, on constate que la seule mesure qu'ils indiquent est l'écartement des bobines. La bobine induite est placée à telle distance de la bobine inductrice, et c'est tout.

On ne peut pas admettre que ce soit là une mesure de quelque valeur. On conçoit, en effet, combien peuvent être différents les effets produits, même par deux appareils identiques, dont les bobines sont placées à la même distance : ces effets varient avec la force électromotrice inductrice, avec le nombre des interruptions, avec la façon dont ces interruptions sont faites, avec la capacité du condensateur *(s'il y en a un)*, etc.

On ne peut donc, en aucune façon, prendre ces distances comme un moyen de mesure, et il est même étonnant de voir avec quelle persistance les auteurs continuent à employer cette détermination.

La durée des courants induits est un élément d'une très grande importance, au point de vue physiologique surtout et pour les phénomènes sensitifs. Malheureusement, il est difficile d'en connaître exactement la valeur, qui varie avec la façon dont l'interrupteur se comporte et avec le genre d'interrupteur. Cependant, d'après Blaserna[1], on peut admettre comme ordre de grandeur les nombres suivants :

Courant de rupture.......... T = 0,00028 seconde.
Courant de fermeture........ T = 0,0005   —   .

Si on appelle n le nombre d'interruptions effectué par le trembleur d'un appareil faradique, il est évident que le temps

[1] Boudet de Paris, *Élect. méd.*, p. 251.

compris entre le *commencement* du courant induit de rupture et la *fin* du courant induit de fermeture est égale à $\frac{1}{n}$ de seconde. Or, pratiquement, ce nombre n a pour valeur 80 à 120 ; mais donnons-lui une valeur plus grande, par exemple 228, que nous trouverons plus loin dans quelques expériences.

Le temps qui s'écoule entre A et B (*fig.* 13) est ici égal à $\frac{1}{228}$ de seconde, soit $0^s,00438$. Il en résulte évidemment que si Aa vaut $0^s,0005$ et Bb 0^s00028, la fin a du courant induit de fermeture et le commencement B du courant de rupture sont séparés par un intervalle x tel que l'on ait

$$0^s00028 + x + 0^s0005 = 0^s00438$$

D'où

$$x = 0^s0036$$

Cet intervalle est donc environ 10 fois plus grand que la moyenne des durées des courants induits.

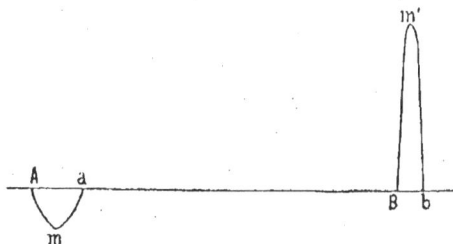

Fig. 13. — Forme du courant faradique. Ama, onde de fermeture ; B$m'b$, onde de rupture.

C'est donc par la série de courbes Ama, B$m'b$, etc., qu'il faut représenter graphiquement les courants faradiques, et non par un trait continu. Nous verrons plus loin qu'il n'en est pas ainsi d'une autre catégorie de courants alternatifs, les courants sinusoïdaux, qui, eux, sont continus.

Nous devons indiquer ici la composition de l'appareil qui

nous a servi dans nos expériences sur la sensibilité. C'est celui
de Dubois-Reymond, construit par Gaiffe.

La bobine primaire est formée d'un fil de sept dixièmes de
millimètre de diamètre et d'une longueur de 100 mètres. La
résistance de cette bobine est de 4,3 ohms.

Autour de cette bobine peuvent être disposées à volonté
l'une des trois bobines suivantes :

	Longueurs.	Diamètres.	Résistances.
	mètres	millim.	
1° Bobine à fil fin........	1150	15/100	1000 ohms
2° Bobine à fil moyen.....	357	7/10	15 —
3° Bobine à fil gros	96	14/10	1 —

Les interruptions sont produites à l'aide du trembleur à
lame élastique de Neef. La seule donnée qui nous manque,
malheureusement, c'est, comme nous l'avons déjà dit, la
valeur du temps de chaque interruption, fermeture et rupture;
il faut bien reconnaître que c'est le facteur le plus important,
comme nous le verrons plus tard.

Influence du condensateur de Fizeau. — On sait quelle
influence possèdent sur la valeur de la force électromotrice
d'un appareil d'induction : 1° l'intensité du courant inducteur;
2° la résistance de la bobine induite employée; 3° la durée des
états variables de fermeture ou de rupture.

Sur la sensibilité électrique de la peau, ces différents éléments jouent un rôle aussi grand. Mais un point qu'il faut
examiner avec soin et qui n'a pas été mis en évidence jusqu'ici, c'est l'adjonction d'un condensateur à la bobine.

En d'autres termes, un appareil faradique sans condensateur
produit-il sur la sensibilité électrique les mêmes effets que s'il
est muni d'un condensateur?

On sait que c'est Fizeau qui a, le premier, proposé d'adjoindre un condensateur aux bobines de Ruhmkorff. Ce con-

densateur est placé en dérivation sur le *circuit inducteur* de chaque côté de l'interrupteur (*fig.* 14) en A et B.

Il était intéressant de rechercher l'influence de l'adjonction d'un condensateur à notre appareil faradique et de savoir comment la sensibilité cutanée variait avec la *capacité* de ce condensateur.

L'appareil à chariot dont nous nous sommes servi ne possédait pas de condensateur. C'est ce qui a lieu, en général, dans tous ces appareils à glissement. Nous avons dû adapter deux fils permettant d'introduire un condensateur donné ou de le remplacer par d'autres de capacité différente.

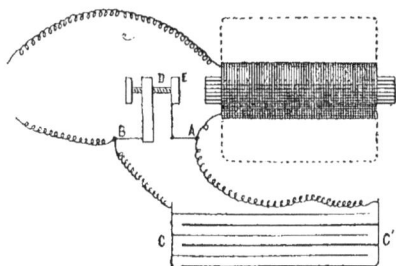

Fig. 14. — Bobine d'induction munie d'un condensateur C C'.

Pour savoir d'abord si l'adjonction d'un condensateur avait une influence quelconque sur la sensibilité farado-cutanée, nous avons pris 3 condensateurs de capacités :

1/4 microfarad.
1/2 microfarad.
1 microfarad.

et nous avons cherché à l'aide de notre rhéostat, décrit à propos de l'étude des secousses sensibles, à quel moment se produisait la première sensation, à mesure que l'intensité du courant augmentait.

L'électrode était ici une masse formée de 64 feuilles de papier buvard de 5°5 sur 7°, placée sur l'avant-bras.

7

Voici les résultats obtenus :

	Divisions d Rhéostat.
Sans condensateur	62
Condensateur de 1 mf	59
— de 1/2 mf	48
— de 1/4 mf	40

Nous devons indiquer que la bobine induite était celle dont la résistance est de 1 ohm, par conséquent à gros fil.

Les nombres qui précèdent montrent que la sensibilité électrique varie suivant qu'on se sert ou non d'un condensateur, et avec la capacité du condensateur. Nous voyons d'abord que l'adjonction d'un condensateur a eu pour effet de nécessiter une augmentation de résistance du rhéostat pour que la sensation *minima* soit perçue.

Il y a donc eu accroissement de la force électromotrice du courant induit, puisque, pour obtenir la même sensation, il a fallu interposer une résistance plus grande : voilà un premier résultat.

Mais un autre point, qui était au moins imprévu, c'est que l'effet sensitif n'est pas du tout proportionnel à la capacité du condensateur.

On aurait pu penser peut-être que le condensateur de 1 microfarad devait agir plus efficacement que les autres sur l'extra-courant de rupture et diminuer davantage sa durée.

L'étude de la sensibilité nous apprend qu'il n'en est rien; c'est, au contraire, *avec la bobine employée,* le condensateur de plus faible capacité qui a le mieux agi sur cette durée de l'extra-courant, puisque c'est avec lui qu'il a fallu donner au rhéostat la plus grande résistance.

Il était tout indiqué, après d'aussi intéressantes constatations, d'étudier l'influence de la capacité du condensateur *pour chacune des trois bobines* de notre appareil; il fallait évidemment, pour tirer des conclusions exactes, se placer dans les mêmes conditions pour les 3 bobines.

La force électromotrice inductrice était de 5,8 volts.

L'intensité du courant inducteur, de 1,35 ampère.

Le nombre d'interruptions (nous reviendrons plus tard sur sa mesure), de 104 par seconde.

L'électrode qui a servi pour ces expériences est la cupule dont nous avons parlé déjà dans le chapitre des courants galvaniques; l'eau qu'elle contenait plaçait toujours l'épiderme dans les mêmes conditions d'humidité. Surface de l'électrode, 7 centimètres carrés.

On cherchait toujours le moment de la sensation *minima*, à l'aide du rhéostat en U :

1° *Bobine induite de 1 ohm.*

	Divisions du rhéostat.
Sans condensateur...............	93
Condensateur de 1 mf..........	83
— de 1/2 mf..........	78

2° *Bobine induite de 15 ohms.*

Sans condensateur	44
Condensateur de 1 mf..........	42
— de 1/2 mf............	42

3° *Bobine induite de 1,000 ohms.*

Sans condensateur..............	16
Condensateur de 1 mf..........	11
— de 1 2 mf..........	15

On voit qu'avec la bobine à gros fil, c'est le condensateur de 1/2 microfarad qui a produit la sensation *minima* avec la plus grande résistance, ainsi que nous l'avions déjà constaté dans l'expérience préliminaire rapportée plus haut. Avec la bobine à fil fin, de 1,000 ohms de résistance, c'est, au contraire, le condensateur de plus grande capacité, 1 microfarad, qui a exigé la plus grande résistance du rhéostat. Enfin, avec la bobine à fil moyen, la capacité du condensateur ne paraît pas modifier beaucoup le moment d'apparition de la sensation cutanée.

Ces expériences ont des conséquences pratiques d'une certaine valeur au point de vue du choix de la *capacité du condensateur* à adjoindre à une bobine donnée; on devra prendre la capacité avec laquelle l'effet sensitif demande la plus grande résistance du rhéostat, car c'est dans ces conditions que l'étincelle de l'extra-courant est le mieux supprimée et sa durée le plus fortement diminuée. Par conséquent, pour notre appareil, on choisira

Pour la bobine de   1ω, une faible capacité.
—   de   15ω, une capacité quelconque.
—   de 1,000ω, la plus grande capacité.

L'emploi d'un condensateur présente de grands avantages : en rendant régulières les interruptions produites par le trembleur, l'effet sensitif est bien plus doux et la sensation bien plus supportable pour une même position du rhéostat.

C'est ce qu'ont mis en évidence nos expériences; elles ont permis, de plus, de savoir de quelle façon la capacité agit sur la modification de la durée de l'état variable de rupture, c'est un exemple de plus où l'on voit les phénomènes physiologiques venir en aide aux études physiques pures.

Influence du nombre des interruptions. — Un élément d'une grande importance au point de vue des effets sensitifs des courants faradiques, c'est le nombre d'alternances que produit l'interrupteur de l'appareil. Ce facteur est aussi essentiel pour la question que nous étudions que l'intensité du courant inducteur ou que la résistance de la bobine induite. Cependant, dans les Traités d'électricité médicale ou d'électrothérapie, ou encore dans les Mémoires des auteurs qui ont étudié les courants faradiques, on ne trouve presque jamais mentionné le nombre d'interruptions effectué par le trembleur.

Ainsi que l'indique Erb dans son *Traité d'Électrothérapie,* l'expérience montre que des interruptions fréquentes produisent sur les nerfs sensibles une action physiologique beaucoup plus intense que les interruptions rares ([1]).

Mais aucune étude régulière n'a été entreprise sur l'influence de ce nombre d'interruptions sur la sensibilité électrique. Nous allons exposer les recherches que nous avons faites sur ce sujet; ensuite nous indiquerons la méthode que nous avons utilisée pour déterminer ce nombre d'interruptions qui figure dans nos expériences au même titre que l'intensité du courant inducteur, que la résistance de la bobine induite, etc.

Commençons d'abord par rechercher, à l'aide de notre rhéostat, comment agissent sur les nerfs sensitifs le courant de rupture et le courant de fermeture, lorsqu'il n'y a qu'une seule interruption ou un seul choc d'induction. Nous supprimions le trembleur en vissant à fond la vis de contact et nous produisions les fermetures et les ruptures au moyen d'un interrupteur à pointe sur mercure.

Ayant placé une électrode indifférente dans le dos, au-dessous de la nuque, nous fixions une petite électrode de 7 centimètres carrés sur la surface dorsale de l'avant-bras.

Notre rhéostat (*fig.* 11) étant au zéro, on l'élève peu à peu en produisant des ouvertures et des fermetures du courant inducteur, très lentement et espacées.

La première sensation éprouvée au niveau de l'électrode a eu lieu lorsque le rhéostat était à la division 46; cette sensation correspond à la *rupture* du courant. Pour obtenir une sensation *minima* à la fermeture, le rhéostat a dû être amené à la division 58.

Il a donc fallu diminuer beaucoup la résistance du circuit pour que le courant induit de fermeture impressionne les nerfs sensibles.

En recommençant l'expérience, on trouve

Courant de rupture.	Courant de fermeture.
45	57

([1]) Erb, *loc. cit.*, p. 91.

Ainsi le choc d'induction correspondant à la rupture a agi beaucoup plus efficacement sur les nerfs sensitifs que celui qui correspond à la fermeture.

Nous allons maintenant voir comment varie la sensibilité lorsque le nombre des interruptions augmente progressivement.

Pour obtenir des interruptions lentes, nous nous sommes servi du métronome de Verdin, qui remplaçait alors le trembleur de l'appareil. Nous avons expérimenté successivement avec les trois bobines. Dans les interruptions lentes, il est facile, en suivant le mouvement du balancier, de savoir à quelle oscillation (droite ou gauche) correspondent la rupture et la fermeture du courant. Nous avons donc déterminé, par la division marquée sur le rhéostat, le moment d'apparition des sensations cutanées à la rupture et ensuite le moment où, la sensation de rupture existant, on éprouvait une sensation à la fermeture :

1° *Bobine induite à gros fil.* R = 1 ω.

	Rupture.	Fermeture
1 oscillation par seconde	85	91
2 — —	95	120
4 — —	105	125

2° *Bobine induite à fil moyen.* R = 15 ω.

	Rupture.	Fermeture
1 oscillation par seconde	60	65
2 — —	65	70
— —	70	75

3° *Bobine induite à fil gros.* R = 1000 ω.

	Rupture.	Fermeture
1 oscillation par seconde	40	41
2 — —	40	45
— —	45	50

A l'inspection de ces chiffres, on voit que la sensibilité a été excitée de telle façon que le rhéostat a dû être élevé chaque fois que le nombre de chocs a été en augmentant. Mais la quantité dont il a fallu diminuer la résistance du circuit est

d'autant moins grande que la bobine a une plus grande résistance.

Il y a une limite cependant après laquelle l'accroissement
du nombre des interruptions par seconde, au lieu de nécessiter une diminution de la résistance, oblige à descendre le
rhéostat pour la sensation *minima*.

Voici trois expériences qui le prouvent bien :

$$\text{Bobine à fil fin}\ldots\ldots\ldots\quad R = 1000\ \omega.$$

On cherche à quelle hauteur il faut placer le rhéostat pour
que la sensation initiale soit perçue :

Nombre d'interruptions par seconde.	Divisions du rhéostat.
126	51
196	47
228	42

On voit qu'ici, il a fallu accroître la résistance du circuit à
mesure que le nombre des interruptions a augmenté, pour
obtenir toujours la même sensation. L'effet sensitif, pour ces
rapides alternances, est donc très nettement proportionnel au
nombre des interruptions.

La cause physique de ces résultats doit être recherchée dans
le facteur *t* de la formule, qui donne la force électromotrice
induite moyenne :

$$e = \frac{k \times I \times r^2}{t}.$$

Il est très probable que l'interruption du courant inducteur
se fait d'une façon différente, suivant la vitesse du trembleur
de l'appareil faradique, en sorte que la durée de la variation
du flux est liée précisément à la vitesse du trembleur.

Plus le nombre des interruptions est considérable, moins
l'état variable de rupture est long et, par conséquent, plus la
force électromotrice est grande. L'accroissement de la force
électromotrice du courant induit suffit alors pour expliquer l'augmentation des effets sensitifs constatés dans nos expériences.

La variation de l'excitation des nerfs sensibles avec le nombre d'interruptions du trembleur fait que ce nombre d'interruptions est un élément important qui doit être mesuré et indiqué lorsque l'on s'occupe de l'étude de la sensibilité électrique, puisque, toutes choses égales d'ailleurs, il modifie l'excitation.

Nous devons donc indiquer comment nous avons opéré pour mesurer le nombre des interruptions de notre appareil faradique.

Nous avons appliqué la méthode graphique. A l'aide d'un chronographe, nous avons inscrit sur le cylindre enregistreur de Marey, placé à l'axe de vitesse maxima, les vibrations d'un diapason effectuant 100 vibrations doubles par seconde; on inscrivait ensuite les vibrations correspondant aux interruptions du trembleur. Pour cela, on plaçait le chronographe en dérivation sur le courant inducteur, de part et d'autre du trembleur. Le stylet du chronographe vibrant synchroniquement avec la lame du trembleur, l'inscription sur le cylindre enfumé se fait très facilement. Il suffit, pour apprécier le nombre d'interruptions, de tracer deux génératrices correspondant à 50 vibrations, par exemple, du diapason étalonné et de compter les dents du tracé que l'on veut étudier. Si l'on compte, par exemple, 98 dents, cela indique que pendant une demi-seconde (50 vibrations du diapason) le trembleur a interrompu 98 fois le courant inducteur (rupture et fermeture) et que, par conséquent, en une seconde, il y a eu 196 alternances.

Cette méthode est très simple : au moment de faire une expérience, on introduit le chronographe en dérivation ; on trace une partie de la circonférence du cylindre, et l'on a le nombre d'interruptions, qu'on peut ne compter qu'à la fin de l'expérience si l'on veut.

Il serait encore plus commode d'avoir sur l'appareil faradique lui-même un tachymètre *ad hoc* permettant de lire *immédiatement* la vitesse du trembleur, c'est-à-dire le nombre d'interruptions par seconde ; de cette façon, en agissant sur la vis de contact, on pourrait donner à l'appareil telle vitesse que l'on désirerait, et l'on pourrait ainsi se placer facilement dans des conditions bien déterminées.

Influence de l'augmentation de la capacité des bobines induites. — Le facteur t, qui entre dans la formule

$$e = \frac{k \cdot \mathrm{I} \cdot r^2}{t}$$

a, comme on sait, une importance capitale dans les phénomènes sensitifs produits par les courants faradiques. On peut se demander comment varie ce temps t lorsqu'on modifie la *capacité de la bobine induite.*

On sait que l'on a

$$q = i \times t$$

et aussi

$$q = \mathrm{C} \times \mathrm{V},$$

C désignant la capacité de la bobine et V la différence du potentiel aux bornes de la bobine. Mais la loi d'Ohm donne

$$i = \frac{\mathrm{V}}{\mathrm{R}};$$

ou

$$\mathrm{V} = \mathrm{R} \times i.$$

Par suite, on a

$$q = i \cdot t = \mathrm{C} \cdot \mathrm{R} \cdot i,$$

ou

$$t = \mathrm{C} \times \mathrm{R}.$$

Or, la résistance de la bobine est constante ; par conséquent, le temps du courant induit, de rupture ou de fermeture, est proportionnel à la capacité de la bobine.

La capacité d'une bobine peut être modifiée à l'aide d'un procédé indiqué par Masson [1], et qui consiste à placer en

---

[1] Gavarret, *Traité d'Électricité*, p. 299.

dérivation sur la bobine induite un condensateur. Ce condensateur est indépendant, cela va sans dire, de celui que possède déjà la bobine et qui est en dérivation sur le courant inducteur.

Dans ces conditions, M. le professeur d'Arsonval a constaté que les effets sensitifs étaient diminués, tandis que les phénomènes moteurs étaient conservés. On comprend que si la capacité d'une bobine est de 1/100 de microfarad (la durée t de la décharge étant de $0^s,00025$) et que l'on vienne à augmenter cette capacité en la rendant 10 fois plus grande, par exemple, la durée de la décharge deviendra $0^s,0025$.

La contraction musculaire persiste malgré l'augmentation du temps de l'état variable, mais la douleur que provoque le courant faradique est diminuée.

M. d'Arsonval a montré que, dans le cas de dégénérescence du muscle, on pouvait tout aussi bien produire la réaction caractéristique avec les courants faradiques quand la bobine induite est munie d'un condensateur qu'avec le courant galvanique. Il a reconnu que si cette réaction n'avait pas lieu ordinairement avec le courant faradique, c'est à cause de la trop faible durée des états variables.

Les phénomènes sensitifs sont, comme nous venons de le voir, très efficacement influencés par l'allongement du temps de la décharge d'une bobine faradique, à tel point qu'ils disparaissent presque entièrement. Nous avons cru intéressant d'étudier la variation de la sensibilité électrique avec la durée des décharges, pour une même bobine, et de voir ce qui se passe au niveau des terminaisons nerveuses lorsque l'on emploie différents condensateurs, et en prenant successivement nos trois bobines induites, dont les capacités propres sont évidemment très différentes. Nous avions à notre disposition 4 condensateurs de capacités égales respectivement à

1/4 microfarad.

1 2   —

1   —

15   —

Cette dernière capacité est celle du condensateur de la grosse bobine de Ruhmkorff du laboratoire de physique médicale de Bordeaux.

Pour apprécier l'influence de l'augmentation du temps t sur les effets sensitifs, nous avons pris la sensation *minima* produite au niveau de l'électrode active, en notant la division correspondante indiquée par le rhéostat en U (*fig.* 11). Dans chaque série d'expériences, nous avons noté l'intensité du courant inducteur et le nombre d'interruptions effectuées par le trembleur. L'électrode active est encore ici formée par notre cupule pleine d'eau, qui maintient constantes les conditions d'humidité et d'imbibition de l'épiderme :

1° *Bobine induite à fil fin.*   R = 1000 ω.

Intensité du courant inducteur..   2 ampères.
Nombre d'interruptions........   120 par seconde.

La sensation initiale, lorsque la bobine agit seule, se produit à la division 25 du rhéostat. On place alors en dérivation un condensateur de 1/4 de microfarad ; pour que la sensation soit perçue, il faut diminuer la résistance du rhéostat et le placer à la division 41.

Avec un condensateur de 1/2 microfarad, la sensation est encore reculée, et n'a lieu qu'à la division 48.

Avec 1 microfarad, la sensation *minima* est perçue quand le rhéostat marque 51.

Enfin, le condensateur de 15 microfarads produit sur la sensibilité un effet assez curieux : on a beau élever le rhéostat à fond, de façon que les charbons plongent complètement, on n'éprouve aucune sensation. Bien plus, on supprime le rhéostat du circuit, aucun effet, ni moteur, ni sensitif, n'est perçu ! Si on supprimait la dérivation du condensateur, la secousse motrice et surtout sensitive serait tellement forte qu'il y aurait du danger à la recevoir. L'effet de cette énorme capacité a donc été d'allonger tellement la durée du courant, et de rupture et de fermeture, que la force électromotrice est insuffisante à impressionner nos nerfs moteurs et nos terminaisons sensitives. Ce résultat est, il nous semble, très intéressant.

En somme, l'augmentation de la capacité de la bobine induite de 1,000 ω à l'aide de condensateurs de plus en plus grands, a nécessité une résistance de moins en moins élevée, c'est-à-dire que la sensibilité a diminué en même temps que la capacité de la bobine augmentait. Le tableau suivant résume les résultats :

	Divisions du Rhéostat.	
Bobine seule................	25	pour la production de la sensation *minima*.
Capacité augmentée par 1/4 mf.	41	
— par 1/2 —	48	
— par 1 —	51	
— par 15 —	0	aucune sensation.

2° *Bobine à fil moyen.* R = 15 ω.

Intensité du courant inducteur..	2 Ampères.
Nombre d'interruptions........	120 par seconde.

La bobine agissant seule produit la sensation initiale lorsque le rhéostat est à la division 47. On place en dérivation aux bornes de la bobine induite les différents condensateurs énumérés ci-dessus, et l'on constate que le rhéostat doit être de plus en plus élevé, c'est-à-dire que sa résistance doit être diminuée de plus en plus pour que la même sensation, celle du début, soit perçue. Les chiffres obtenus sont les suivants :

Bobine seule......................	47
Capacité augmentée par 1/4 mf......	48
— par 1/2 —	49
— par 1 —	53
— par 15 —	58

Comme on le voit, l'influence des condensateurs est loin d'avoir été aussi grande sur l'allongement du temps de la décharge induite de cette bobine que sur celui de la bobine à fil fin. Les différentes divisions indiquées par le rhéostat se suivent ici de très près. L'énorme capacité de 15 microfarads n'a même pas beaucoup diminué l'effet sensitif, puisque à la division 58 la sensation a été perçue.

3° *Bobine à fil gros.* $R = 1\,\omega$.

Intensité du courant inducteur..   2 ampères.
Nombre d'interruptions .....   120 par seconde.

L'influence des différents condensateurs placés en dérivation successivement sur cette bobine est bien remarquable. La bobine seule commence à agir sur les nerfs sensitifs quand le rhéostat est à la division 59.

Avec 1/4 de microfarad en dérivation, la sensation *minima* est perçue à la division 50, c'est-à-dire avec une résistance plus grande. Avec le condensateur de 1/2 microfarad, la sensation initiale apparaît à la division 52.

Avec le condensateur de 1 microfarad, la sensation a lieu pour la position 56 du rhéostat.

Enfin, le condensateur de 15 microfarads nécessite une diminution de la résistance, puisque le rhéostat doit être placé à la division 67.

Ainsi, pour les capacités 1/4, 1/2, 1 microfarad, l'effet sensitif a été *plus intense* qu'avec la bobine seule, puisque l'on a dû, pour obtenir la même sensation, augmenter la résistance du circuit.

L'équation

$$t = C \times R$$

montre que la capacité de cette bobine a été probablement diminuée par l'adjonction en dérivation des capacités 1/4, 1/2, 1 microfarad, puisque le temps t a été, non pas augmenté, mais au contraire diminué. Il n'y a qu'avec la capacité de 15 microfarads que la capacité a été augmentée, car, pour que les nerfs sensitifs cutanés soient excités, il a fallu diminuer la résistance en élevant davantage le rhéostat.

Les expériences qui précèdent ont été faites au laboratoire de physique de la Faculté de Bordeaux en août et septembre 1894.

Depuis cette époque, nous avons continué au laboratoire de physique de la Faculté de médecine de Lyon l'étude de la variation de la sensibilité électrique sous l'influence de condensateurs placés en dérivation sur la bobine induite. Cette étude nous a même conduit à trouver une nouvelle méthode de mesure des capacités électriques. Nous allons mentionner la suite de nos recherches.

Les trois bobines dont nous nous sommes servi avaient pour constantes les nombres suivants :

	Diamètre du fil.	Longueur	
1° Bobine à fil fin......	2/10 de $^m/_m$	1300^m	R = 668 ω.
2° — à fil moyen...	5/10 —	475^m	R = 38 ω.
3° — à fil gros.....	13/10 —	60^m	R = 0^{m}72.

Pour apprécier l'influence de l'augmentation de capacité de chaque bobine, nous nous sommes servi de la vieille méthode qui consiste à éloigner ou à rapprocher la bobine induite de la bobine primaire. Nous avions à notre disposition un condensateur de 2 microfarads, divisé en dixièmes. Au lieu d'employer des électrodes, comme dans le cas précédent, nous avons pris deux petits cristallisoirs pleins d'eau, où les doigts d'une même main étaient plongés, par exemple, l'index d'un côté et le pouce de l'autre.

Les conditions d'humidité de la peau ne varient pas ainsi et le début de la sensation est plus facile à apprécier, car l'électrode, c'est-à-dire l'eau, s'applique exactement en tous les points de la surface cutanée.

Nous avons cherché ainsi à déterminer le moment où l'apparition de la sensation avait lieu, en lisant sur la règle graduée du chariot la division devant laquelle s'arrêtait la bobine induite.

Étudions chaque bobine l'une après l'autre :

         1° *Bobine à fil fin*....... R = 668 ω.

On a déterminé d'abord la position de la bobine correspondant à la sensation *minima* sans l'addition d'aucune capacité, puis on a introduit successivement en dérivation les dix capacités suivantes. Voici les chiffres obtenus :

Capacités.	Positions de la bobine.
mf.	cm.
0	20
0,1	17,75
0,2	16,75
0,3	16
0,4	15,25
0,5	14,7
0,6	14,2
0,7	13,8
0,8	13,5
0,9	13,2
1	13

On voit que la sensibilité a diminué peu à peu à mesure que la capacité ajoutée augmentait.

Il est facile de construire une courbe en prenant comme ordonnées les différentes divisions du chariot et comme abscisses les différentes capacités; on voit que cette courbe (courbe n° 3, *fig.* 15) n'est pas une ligne droite et que la sensibilité est beaucoup plus influencée pour les petites capacités que pour celles qui suivent.

2° *Bobine à fil moyen*..... $R = 38\,\omega$.

Les positions respectives de la bobine ont été les suivantes :

Capacités.	Positions de la bobine.
mf.	cm.
0	18,25
0,1	17,7
0,2	17,2
0,3	16,6
0,4	16,3
0,5	15,8
0,6	15,5
0,7	15,4
0,8	15,2
0,9	15,1
1	15

On reconnaît facilement que les effets sensitifs ont été bien moins modifiés avec cette bobine qu'avec la précédente, qui était à fil fin.

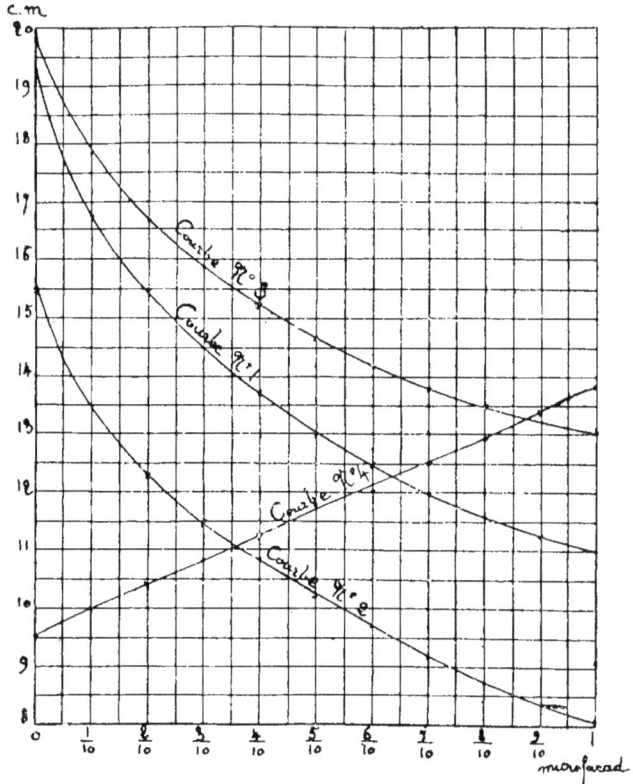

FIG. 15. — Variation de la sensibilité farado-cutanée avec la capacité de la bobine secondaire.

La courbe obtenue avec ces résultats est beaucoup moins inclinée que celle qui correspond à la bobine de grande résistance.

3° *Bobine à fil gros*....... R = 0$^\omega$72.

L'addition de capacités croissantes va ici produire le même

résultat que celui qui a été déjà mentionné avec la bobine à fil gros de 1 ohm de résistance :

Capacités.	Positions de la bobine.
mf.	cm.
0	9,5
0,1	10
0,2	10,4
0,3	10,7
0,4	11,25
0,5	11,65
0,6	12
0,7	12,5
0,8	12,9
0,9	13,3
1	13,8

Comme on le voit, il a fallu *reculer* de plus en plus la bobine induite à mesure que les capacités ajoutées allaient en croissant.

Il s'est passé ici un phénomène absolument inverse de celui observé pour chacune des bobines précédentes. La courbe obtenue avec ces chiffres est une ligne droite (courbe n° 4). Ce résultat est remarquable ; nous devons ajouter qu'il n'avait pas été signalé par M. d'Arsonval.

Il doit exister un certain rapport entre la capacité propre de la bobine et les capacités ajoutées en dérivation. Peut-être y a-t-il dans ces modifications de la sensibilité électrique une méthode expérimentale de mesure des capacités des bobines.

Il est facile de prévoir qu'entre les bobines à fil fin et la bobine à fil gros, il doit exister une certaine bobine dont le fil devrait être déterminé par l'expérience, pour laquelle les augmentations de capacité ne produiraient aucune modification de la sensibilité ; en sorte qu'avec une telle bobine, la courbe serait une ligne droite parallèle à l'axe des capacités.

Les recherches précédentes m'ont conduit à imaginer une *nouvelle méthode de mesure des capacités électriques* applicable à la capacité du corps de l'homme [1].

[1] H. Bordier, *Comptes rendus de l'Académie des Sciences*, 1er juillet 1895

8

Si l'on place, successivement, en dérivation sur une même bobine induite des condensateurs de capacités croissantes et que l'on cherche, soit à l'aide d'un rhéostat, soit en déplaçant la bobine devant une règle divisée, le moment où l'on perçoit la *sensation minima* produite par le courant sur la peau, on constate que ce moment varie pour chaque capacité ajoutée.

Si l'on a, par exemple, un microfarad divisé en dixièmes, il est facile de trouver les positions, ou du rhéostat, ou de la bobine, qui correspondent aux sensations initiales produites par chaque dixième de microfarad ajouté. En prenant comme abscisses les capacités et comme ordonnées les différentes positions du rhéostat ou de la bobine, on obtient une courbe qui représente la variation de la sensibilité cutanée avec les différentes capacités ajoutées. Cette courbe étant établie, il suffit de chercher le moment d'apparition de la sensation produite par le courant faradique, la bobine étant munie du condensateur dont on veut connaître la capacité. En se reportant à la courbe, on lit immédiatement la valeur de la capacité cherchée.

Comme on le voit, cette méthode utilise l'effet sensitif minimum produit sur les terminaisons nerveuses de la peau. S'il est très difficile d'affirmer l'égalité de deux sensations successivement perçues, il est, au contraire, très facile de reconnaître l'instant précis où une sensation commence.

Pour que la surface impressionnée et que les conditions d'imbibition de l'épiderme restent les mêmes pendant une expérience, il est utile de plonger les doigts dans deux vases contenant de l'eau et reliés aux deux bornes de la bobine induite.

Voici un exemple des résultats obtenus par cette méthode :

La bobine employée avait une résistance de 668 ohms; le diamètre du fil était de 2/10 de millimètre et sa longueur de 1,300 mètres.

L'appareil inducteur doit être muni du condensateur de Fizeau, de manière à effectuer des interruptions bien régulières. Des deux bornes de la bobine induite partent deux fils qui vont à deux petits cristallisoirs pleins d'eau et dont le fond est garni d'une plaque métallique. L'index et le médius plongent chacun dans un vase.

On cherche d'abord la position que doit occuper la bobine pour que la sensation minima apparaisse : on trouve 19,25. On met alors en dérivation un microfarad divisé en dixièmes, et l'on éprouve la sensation minima pour les positions suivantes de la bobine :

Capacités ajoutées.	Positions de la bobine.
microfarad.	cm.
0	19,25
0,1	16,75
0,2	15,5
0,3	14,5
0,4	13,75
0,5	13
0,6	12,5
0,7	12
0,8	11,6
0,9	11,25
1	11

On peut remarquer que, à mesure que la capacité de la bobine augmente, il faut la rapprocher de plus en plus. Si l'on construit la courbe dont j'ai parlé plus haut, on constate que tous les points déterminés expérimentalement se trouvent placés sur la même ligne bien régulièrement (courbe n° 1); ce résultat prouve déjà que cette méthode est susceptible de fournir une assez grande approximation.

Voici, en effet, les capacités trouvées pour deux condensateurs : condensateur a, 0,915 microfarad; condensateur b, 0,91 microfarad. La méthode du galvanomètre balistique a fourni les nombres suivants : condensateur a, 0,912 microfarad; condensateur b, 0,915 microfarad.

Il est une capacité bien intéressante à connaître et sur laquelle on n'a pas de données bien précises : je veux parler de la *capacité du corps de l'homme*. La méthode que je viens d'indiquer permet d'obtenir une mesure très approximative de cette capacité. Le sujet isolé est placé en tension sur l'un des fils qui réunissent la bobine au condensateur étalonné; une clef permet de supprimer le corps du circuit ou de l'y remettre.

Résultats :

Capacités ajoutées à la bobine.	Variations de la bobine.	
	1re expérience.	2e expérience.
microfarad.	cm.	cm
0,0..................	20,00	19,25
0,1..................	17,75	16,75
0,1 + le corps........	17,7	16,7
0,2..................	16,75	15,5

En établissant chaque courbe sur du papier quadrillé de grandes dimensions, on trouve pour la valeur de la capacité du corps : première expérience, 0,002 microfarad; deuxième expérience, 0,003 microfarad. Valeur moyenne, 0,0025 microfarad.

Cette capacité est environ 58 fois plus grande que celle d'un conducteur homogène dont la surface serait égale à celle du corps humain. Il est peut-être permis de penser que cette capacité, relativement grande, du corps de l'homme, est due à des phénomènes de condensation qui se passent au sein de l'organisme.

Influence d'une excitation électrique prolongée sur la sensibilité de la peau. — Une question que nous avons cru devoir nous poser est la suivante : lorsque l'on a excité pendant un certain temps la sensibilité d'une région de la peau, cette sensibilité reste-t-elle la même qu'avant? Est-elle diminuée ou est-elle augmentée?

Nous avons excité la sensibilité successivement avec nos trois bobines induites. Nous avons choisi comme électrode notre cupule pleine d'eau pour éviter les erreurs provenant de la dessiccation qui se produit toujours avec les électrodes ordinaires.

            1° *Bobine à fil fin*.......... R = 1,000 ohms.

On détermine d'abord à quelle division du rhéostat correspond la sensation initiale. La cupule étant depuis plusieurs minutes sur l'éminence thénar, on trouve que la sensibilité commence à être excitée à la division 25; on diminue la résistance du rhéostat de façon à avoir un courant intense faisant contracter énergiquement tous les muscles et produisant une vive sensation; l'expérience est prolongée pendant 5 minutes; on descend le rhéostat à zéro et l'on cherche aussitôt la nouvelle position qu'il faut donner au rhéostat pour impressionner les nerfs sensitifs de cette même région; c'est à la division 40 que l'on commence à sentir le courant.

On refait cette détermination : on trouve 38. On enlève l'électrode et on la place sur un point voisin : la sensation *minima* a lieu ici à la division 24 du rhéostat.

Ainsi, après 5 minutes d'excitation ayant occasionné une sensation douloureuse, il a fallu diminuer la résistance du circuit, c'est-à-dire augmenter le courant, pour obtenir la même sensation qu'avant l'excitation sensitive. Par conséquent, la sensibilité électrique est diminuée par une excitation prolongée des nerfs sensitifs.

Dans une deuxième expérience, dans laquelle la région explorée était la face antérieure de l'avant-bras, on a trouvé les nombres suivants :

	Sensation minima.
Avant le courant	26
Après 3 minutes	34

Comme on le voit, il y a une grande différence entre les deux positions qu'il faut donner au rhéostat pour impressionner de la même façon les terminaisons nerveuses sensitives avant et après une excitation de ces branches nerveuses.

Il est donc manifeste qu'avec cette bobine induite, la sensibilité cutanée est fortement modifiée par un passage quelque peu prolongé du courant.

2° *Bobine à fil moyen* .... R = 15 ohms.

Région de l'avant-bras. La sensation initiale a lieu pour la position du rhéostat correspondant à la division 53.

On porte alors l'intensité à une valeur assez grande pour qu'il y ait douleur; les muscles sont fortement tétanisés; après 3 minutes, on descend le rhéostat et on cherche la position du rhéostat pour obtenir l'excitation sensitive *minima*; on trouve 58.

Si on porte l'électrode sur un point voisin, sans perdre de temps, on constate qu'il faut placer le rhéostat à la division 52. Ici, la différence entre la sensibilité avant et la sensibilité après le passage du courant intense est moins accusée qu'avec la bobine à fil fin; mais il est évident que cette sensibilité a été diminuée.

$$3° \textit{Bobine à gros fil} \ldots \ldots \ldots \quad R = 1 \text{ ohm.}$$

La sensation initiale sur la face dorsale de l'avant-bras a lieu quand le rhéostat est à la division 72; on diminue la résistance du circuit de façon à obtenir une sensation douloureuse; les muscles sont très énergiquement contractés.

Après 5 minutes, on cherche encore à quelle division correspond la sensation initiale, et on trouve 73.

Avec cette bobine à fil gros, la sensibilité électrique de la peau a été très peu modifiée, puisque le rhéostat occupe à peu près la même position pour produire la sensation *minima* avant et après l'expérience. Si on résume les résultats obtenus avec ces 3 bobines, on obtient le tableau suivant :

	Avant.	Après 5 minutes.
1° Bobine à fil fin	25	40
— —	26	34
2° Bobine à fil moyen	52	58
3° Bobine à fil gros	72	73

C'est donc la bobine de grande résistance qui a le plus efficacement agi sur la sensibilité électrique. C'est elle qui produit la plus grande hypoesthésie de la région; c'est ensuite la bobine de résistance moyenne, 15 ω; enfin, la bobine de petite résistance n'a presque pas diminué la sensibilité.

L'explication de l'hypoesthésie électrique produite par le passage des courants faradiques émanant de bobines à fil secondaire très résistant peut être cherchée dans la fatigue des terminaisons nerveuses sensitives. L'existence de la fatigue nerveuse semble bien démontrée par l'expérience de la variation négative du nerf. Du Bois-Reymond a constaté que la répétition de cette expérience est vite suivie d'un affaiblissement de la déviation galvanométrique : ce qui prouverait que le nerf se fatigue réellement.

Cette fatigue est certainement liée à l'intensité des excitations, soit motrices, soit sensitives. Ce qui l'indique, c'est que, dans nos expériences, la diminution de la sensibilité a été surtout marquée avec la bobine à fil fin, qui a agi sur les nerfs sensitifs d'une façon beaucoup plus profonde que les autres bobines induites.

La conséquence pratique qui découle de ces recherches, c'est que l'on peut appliquer à un malade un courant d'autant plus intense que l'action de ce courant est plus prolongée ; au bout d'un certain temps, on peut augmenter l'intensité du courant sans que le malade éprouve une sensation qui, au début, aurait été assurément douloureuse et qui n'aurait pas permis d'appliquer d'emblée un courant aussi énergique.

Influence de la résistance des électrodes. — Aussi bien pour les courants faradiques que pour les courants galvaniques, la résistance propre des électrodes constitue un des points les plus importants dans l'étude de la sensibilité électrique de la peau ; pratiquement, cette question est peut-être la plus utile à considérer. En même temps que la résistance propre des électrodes, on doit examiner aussi l'état de la peau sur laquelle le courant faradique est appliqué.

Duchenne de Boulogne avait remarqué que, lorsque la peau est *sèche*, le courant faradique cause une grande douleur avant que son intensité soit suffisante pour provoquer des contractions musculaires.

De même, si l'on applique sur la peau un excitateur *sec* (éponge, peau de chamois, etc.), les effets douloureux sont très prononcés. Ici, la résistance propre de l'électrode est très grande.

Enfin, lorsqu'on se sert comme électrode d'un métal, la sensation est encore plus forte que précédemment[1]. Remarquons que, dans ce dernier cas, la résistance de l'excitateur est très faible.

Au contraire, si l'on emploie un excitateur humide (éponge, peau de chamois, gazes superposées, papier buvard, etc.), la sensation cutanée est très atténuée : il n'y a pas de sensation douloureuse.

Duchenne, qui avait bien observé ces différences d'action sur les filets sensitifs de la peau, n'avait pas insisté sur la véritable cause à laquelle il faut rapporter ces différences. Il est certain que c'est la résistance des diverses électrodes utilisées qui intervient dans ces phénomènes sensitifs.

Une électrode de très grande résistance et une électrode de très petite résistance se comportent à peu près de la même façon pour exciter la sensibilité farado-cutanée ; une électrode de résistance moyenne excite peu cette sensibilité et le phénomène douloureux est très atténué.

Peu d'expériences méthodiques ont été tentées jusqu'à ce jour pour rechercher la valeur de la résistance *optima* permettant d'exciter le moins possible la sensibilité de la peau. Cette étude, que nous avons exposée à propos des courants galvaniques, nous l'avons faite aussi pour les courants faradiques. Mais si la première était relativement aisée, par suite de la facilité avec laquelle on peut préciser les conditions physiques de l'exploration électrique, la seconde présentait beaucoup plus de difficultés.

Pour apprécier l'intensité du courant employé, nous n'avons pas d'appareils, comme il en existe pour les courants galvaniques ; de plus, on ne peut pas se servir des différentes positions

[1] Duchenne, *loc. cit.*, p. 28.

occupées par le rhéostat, car, la résistance des électrodes variant, on est obligé, pour produire la même sensation cutanée dans chaque cas, de faire varier aussi la résistance du rhéostat.

Quand l'électrode est toujours la même, quand sa résistance ne varie pas, on peut, comme nous l'avons fait souvent, prendre les divisions marquées par l'index du rhéostat pour apprécier l'intensité relative du courant faradique; mais là cette évaluation est tout à fait impossible. Nous avons pris alors comme réactif le téléphone. Cet appareil était placé en tension sur le circuit, et l'intensité du son, comparée à celle de chaque expérience précédente, nous a permis d'avoir des renseignements sur l'intensité du courant faradique. Comme toujours, nous avons cherché à reproduire la même sensation cutanée, celle du début.

Nous avons pris les mêmes électrodes que celles décrites au chapitre des courants galvaniques. Nous en avons mesuré les résistances, en nous plaçant dans les mêmes conditions que pour l'application sur la peau, laquelle, pour ces mesures, était remplacée par une lame de métal. Nous nous sommes servi de la méthode du pont de Kohlsrausch : le silence téléphonique se produit parfaitement.

Voici les résistances respectives des électrodes :

1° Charbon nu	0,35 ohms
2° Solution de Na Cl . . . . . . à 12 %.	0,6 —
3° — — . . . . . . à 4 %.	1,4 —
4° Eau ordinaire	35 —
5° Mélange hydro-alcoolique à 5 %.	65 —
6° — — à 20 %.	86 —
7° — — à 50 %.	220 —
8° — — à 80 %.	390 —

A l'aide du rhéostat en U (*fig.* 11), on faisait croître lentement le courant jusqu'à ce que le sujet accusât un commencement de sensation, expérience qui était recommencée plusieurs fois.

Nous avons opéré avec nos trois bobines induites, en nous plaçant dans les mêmes conditions physiques.

Ces conditions étaient les suivantes :

Intensité du courant inducteur........   1,35 ampère.
Nombre d'interruptions par seconde...   104
Capacité du condensateur placé en déri-
    vation sur le circuit inducteur.......   1 microfarad.

La région choisie pour appliquer l'électrode active, la seule variable, était la face antérieure de la cuisse.

1° *Bobine à gros fil.* $R = 1 \omega$.
Sensation initiale.

1° Charbon nu, peau mouillée au préalable.	Le téléphone parle.
2° Na Cl à 12 %	Son plus intense.
3° — à 4 %	Le son paraît plus fort que précédemment.
4° Eau ordinaire...............	Le son a augmenté nettement.
5° Alcool à 5 %	Son moins intense.
6° — à 20 %	Son de moins
7° — à 50 %	en
8° — à 80 %	moins intense.

Ainsi, pour obtenir la même sensation, l'intensité du courant faradique, appréciée par l'intensité du son du téléphone, a dû être augmentée du charbon nu à l'eau ordinaire, puis diminuée de l'eau jusqu'à l'alcool à 80 p. 100. C'est donc l'électrode imbibée d'eau ordinaire qui a le moins agi sur la sensibilité de la peau.

2° *Bobine à fil moyen.* $R = 15 \omega$.
Sensation initiale.

1° Charbon nu.........	Son faible.
2° Na Cl à 12 %.......	Son augmente.
3° — à 4 %.......	Son un peu plus net.
4° Eau ordinaire	Son plus intense.
5° Alcool à 5 %.......	Le son a diminué.
6° — à 20 %.......	Son de moins
7° — à 50 %.......	en moins fort.
8° — à 80 %.......	

La même variation s'est produite dans l'intensité du son rendu par le téléphone et, par suite, dans l'intensité du courant faradique nécessaire à produire la sensation *minima*.

3° *Bobine à fil fin.* R = 1000 ω.

Sensation initiale.

1° Charbon nu.......... Son peu intense.
2° Na Cl à 12 %....... Son faible.
3° — à 4 %....... Un peu plus fort.
4° Eau ordinaire........ Son plus net.
5° Alcool à 5 %.......
6° — à 20 %...... ⎫ Le son va en diminuant
7° — à 50 %...... ⎬   progressivement.
8° — à 80 %...... ⎭

Toutes ces expériences ont fourni les mêmes résultats généraux : c'est avec l'électrode imprégnée d'eau ordinaire que les phénomènes sensitifs ont été les moins accusés, puisqu'il a fallu, pour produire la même sensation *minima*, augmenter l'intensité du courant à l'aide du rhéostat, comme l'a bien révélé le téléphone.

On conçoit, d'après ces résultats, le rôle important que joue dans les applications électrothérapiques la résistance propre des électrodes. On ne peut pas dire systématiquement que les meilleures électrodes sont les électrodes en peau de chamois, ou en argile, etc. Tout cela dépend de la résistance de ces électrodes. Si l'on prend une électrode constituée par une seule couche de peau de chamois recouvrant une lame de métal ou de charbon, les effets sensitifs seront beaucoup plus prononcés que si la lame bonne conductrice était recouverte de plusieurs couches bien imprégnées d'eau. Les électrodes qui se rapprochent le plus de celles que nous avons utilisées pour nos expériences, et qui étaient formées de 32 feuilles de papier buvard, sont celles que M. le professeur Bergonié fait construire depuis longtemps pour le service électrothérapique de l'hôpital Saint-André. Ces électrodes sont faites à l'aide d'un grand nombre de couches de gaze fine, fixées sur une plaque de laiton nickelé et recouvertes par une toile fine donnant plus de solidité au système. Lorsque ces couches spongieuses sont bien toutes imprégnées d'eau, on a une masse dont la résistance est tout à fait de même ordre

que si l'on avait une masse de papier buvard bien humectée.
A cause de cette valeur de résistance, nous croyons que c'est
à ce genre d'électrodes que l'on doit s'arrêter.

*Variation de la sensibilité électrique avec la densité du
courant.* — Nous avons étudié l'influence de la densité électrique sur les phénomènes sensitifs produits par les courants
galvaniques et nous avons mentionné les résultats de Boudet
de Pâris sur cette question.

Il était logique de faire cette même étude à propos des
courants faradiques; c'est ce que nous n'avons pas manqué
de faire. Mais la littérature électrique est moins riche encore
pour ces courants que pour les premiers. Nous n'avons pu
trouver aucun renseignement sur cette question intéressante.

Nous sommes donc forcé ici de ne donner que les expériences entreprises par nous-même. Nous ne rappellerons pas
la définition de la densité électrique, que nous avons déjà
indiquée.

Il était indispensable d'étudier la variation de la sensibilité
électrofaradique avec la densité pour chacune des trois bobines
faisant partie de notre appareil faradique. Avec ces courants,
on ne peut pas, pour les raisons matérielles dont nous avons
parlé souvent, mesurer l'intensité correspondant, pour une
surface donnée, à une sensation donnée.

Nous avons dû nous servir des nombres indiqués sur notre
rhéostat et qui donnent une idée de la variation de l'intensité
nécessaire à la production d'un effet sensitif donné. De plus,
comme les mêmes électrodes ont servi pour les trois bobines
induites, les conditions étaient les mêmes, et les nombres
relevés sur le rhéostat donnent des résultats comparables. Ce
que nous avons voulu chercher, d'ailleurs, c'est la variation
de la sensibilité avec la densité, pour chaque bobine induite,
et ensuite comparer entre elles les trois courbes obtenues. Or,
il est évident que ce ne sont pas des valeurs absolues qui
peuvent être demandées pour cette étude, mais bien des

valeurs relatives, qui cependant sont tout à fait susceptibles de faire connaître l'allure des phénomènes étudiés.

La manière dont notre rhéostat fait varier l'intensité permet de considérer les nombres correspondant aux différentes divisions de cet appareil comme proportionnels aux intensités du courant faradique; la résistance est modifiée dans ce rhéostat par la variation de la longueur d'une colonne d'eau. On peut donc, sans de grosses erreurs, admettre que si I est l'intensité du courant faradique correspondant à la division n du rhéostat et en appelant K une certaine constante, l'on a

$$I = K \times n.$$

Nous avons choisi, pour apprécier l'effet sensitif, la sensation du début, qui permet d'être comparée aux autres sensations *minima* initiales.

Les électrodes que nous avons employées pour cette étude sont les mêmes que celles qui ont servi pour les courants galvaniques : elles étaient formées de 32 couches de papier buvard coupées rectangulairement, ce qui permet d'en bien évaluer la surface.

L'électrode indifférente était une grande plaque de 1440 centimètres carrés. Nous avons pris comme région explorée l'abdomen, qui permet de bien appliquer les électrodes et de les faire toucher en tous leurs points. Une plaque de charbon placée au-dessus des masses de papier buvard servait à amener le courant.

Les surfaces respectives de nos électrodes étaient :

1°..................	2,6	cent. carrés.
2°..................	5,4	—
3°..................	10,5	—
4°..................	15,75	—
5°..................	19,25	—
6°..................	29,25	—
7°..................	39	
8°..................	51,1	—
9°..................	77	—
10°..................	104,5	—
11°..................	148,5	—
12°..................	200	—

Chaque masse était bien imbibée d'eau ordinaire, puis
exprimée légèrement entre les doigts, de façon à enlever l'eau
en excès et éviter des traînées liquides provenant de cette
masse spongieuse. Les conditions physiques ont été absolument les mêmes pour chaque bobine induite; nous ne les
rapporterons qu'une fois pour toutes :

1º Intensité du courant inducteur....... 1,2 ampère.
2º Nombre des interruptions par seconde. 104 　—
3º Capacité du condensateur........... 1 　microforad.

1º *Bobine à fil fin :* R = 1000 ω.

Rhéostat.
—

Électrode 1	30	
— 2	31	
— 3	32	
— 4	33	
— 5	34	
— 6	36,5	SENSATION INITIALE.
— 7	39,5	
— 8	44,5	
— 9	50	
— 10	55,5	
— 11	60	
— 12	62	

À mesure que la surface des électrodes augmente, on voit
que l'on est obligé de diminuer progressivement la résistance
du rhéostat pour que la sensation *minima* apparaisse. Il faut
donc que le courant ait une intensité de plus en plus grande
pour que l'effet sensitif soit perçu.

Portons sur une feuille de papier quadrillé les surfaces des
électrodes comme abscisses et les différentes divisions du
rhéostat comme ordonnées (*fig.* 16).

Nous obtenons pour chaque électrode un point. Tous ces
points permettent de construire la courbe qui représente la
variation de la sensibilité avec les surfaces employées, c'est-
à-dire avec la densité électrique. Cette courbe rappelle la forme
obtenue avec le pôle positif des courants galvaniques : elle
n'est pas droite, mais paraît au contraire être une branche de

parabole. Elle montre que la sensibilité électrique croît plus rapidement avec cette bobine à fil fin, pour les petites surfaces

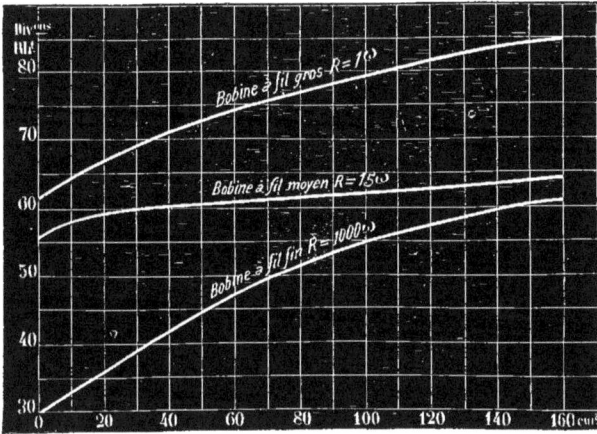

Fic. 16. — Variation de la sensibilité farado-cutanée avec la densité électrique.

d'électrodes, que pour des surfaces un peu grandes, 90 à 100 centimètres carrés.

2° Bobine à fil moyen : R = 15 ω.

Mêmes conditions physiques que ci-dessus.

	Rhéostat.	
Électrode 1................	57,5	
— 2................	58	
— 3................	58,5	
— 4................	58,75	
— 5................	59	
— 6................	59,5	SENSATION MINIMA.
— 7................	60	
— 8................	61	
— 9................	62	
— 10................	62,5	
— 11................	64	
— 12................	65	

La courbe obtenue est beaucoup moins inclinée que la précédente. Cette courbe est presque une ligne droite : il n'y a que pour les premières surfaces qu'elle est légèrement incurvée. Cette bobine fait donc varier beaucoup moins vite la sensibilité électrique que la bobine à grande résistance et elle la fait varier très régulièrement.

3° *Bobine à gros fil :* R = 1 ω.

Les chiffres obtenus sont les suivants :

	Rhéostat.	
Électrode 1.................	62,5	
— 2.................	63,5	
— 3.................	64	
— 4.................	64,5	
— 5.................	66	
— 6.................	67,5	SENSATION INITIALE.
— 7.................	69	
— 8.................	73	
— 9.................	76	
— 10.................	80	
— 11.................	84,5	
— 12.........	87	

La courbe obtenue à l'aide de ces nombres est peu incurvée; ce qui indique qu'à mesure que la surface des électrodes croît, l'intensité du courant doit être augmentée régulièrement et progressivement.

Les formes des courbes que nous ont permis de construire ces déterminations (*fig.* 16) sont intéressantes à considérer.

La courbe correspondant à la bobine induite la plus résistante s'élève rapidement, puis elle s'incline de moins en moins; la hauteur comprise entre les deux points extrêmes de cette courbe correspond à une différence de 32 divisions du rhéostat.

La courbe de la seconde bobine est très peu élevée, au contraire : ses deux points extrêmes correspondent à une différence de 7,5 divisions du rhéostat.

Enfin, la bobine de 1 ohm donne une courbe dont les deux points extrêmes correspondent à 24,5 divisions.

Mais le côté le plus intéressant de la comparaison des trois courbes, c'est la position respective des points formés par l'intersection de chacune de ces trois courbes avec une même ordonnée. En d'autres termes, le graphique ci-contre permet à lui seul de connaître l'*influence des différentes bobines induites sur la sensibilité*.

Considérons, en effet, les ordonnées successives entre 0 et 200; le premier résultat de cet examen, c'est que chacune de ces ordonnées est coupée par la courbe de la bobine 1,000 ω beaucoup plus bas que par les deux autres.

La courbe de la bobine 15 ω rencontre de même toutes ces ordonnées en des points plus inférieurs que celle de la bobine 1 ω.

Ainsi, pour une même surface d'électrode active, l'intensité du courant faradique doit être beaucoup plus faible, pour produire un effet sensitif déterminé, avec la bobine à fil fin qu'avec les deux autres.

Pour des électrodes à petite surface, la sensibilité est beaucoup plus vite excitée avec la bobine de grande résistance qu'avec la bobine à fil moyen; mais à mesure, cependant, que la surface de l'électrode augmente, les effets sensitifs des bobines 1,000 ω et 15 ω tendent à se rapprocher de plus en plus, la bobine 1,000 ω restant pourtant toujours plus efficace que la seconde.

La bobine de 1 ω se comporte d'une façon exactement inverse de la bobine de 1,000 ω, par rapport à la bobine moyenne. C'est pour de petites surfaces que la sensibilité serait excitée, presque de la même manière, par les deux bobines 1 ω et 15 ω; à mesure que les électrodes augmentent de surface, les deux courbes vont en s'écartant de plus en plus, c'est-à-dire que les effets sensitifs de la bobine 1 ω sont d'autant plus différents de ceux produits par la bobine moyenne que l'on considère des électrodes de plus en plus grandes.

Pour bien faire ressortir le rôle joué dans les phénomènes de sensibilité par la résistance propre des différentes bobines induites, prenons trois électrodes, et cherchons à quelles divisions du rhéostat correspond une même sensation : soient les électrodes

5,4 cent. carrés.

77   —

148   —

Si l'on cherche à quelle position du rhéostat correspondent les sensations *minima* dues à chaque bobine, on trouve :

Électrodes	Bobine de 1,000 ω.	Bobine de 15 ω.	Bobine de 1 ω.
c. q.			
1° 5,4.........	31	58	63,5
2° 77	50	62	76
3° 148	60	64	84,5

Ces résultats montrent que si, avec une électrode donnée, on essayait de déterminer la valeur de la sensation produite par chaque bobine, lorsque le rhéostat est à une certaine position, on trouverait que pendant que la bobine de 1 ω produit peu de chose sur les nerfs sensitifs, les bobines de 1,000 ω et de 15 ω agissent péniblement sur ces mêmes nerfs. Si, avec l'électrode de 77 centimètres carrés, on place le rhéostat à la division 76, par exemple, on constatera que la bobine de 1,000 ω impressionne très douloureusement les filets sensitifs, que la bobine de 15 ω occasionne moins de douleur, et qu'enfin la bobine de 1 ω cause simplement une très faible sensation.

Ces effets différents des trois bobines peuvent s'expliquer au moyen de la formule

$$c = \frac{k \times l \times r^2}{t}.$$

Ce qui varie lorsqu'on remplace une bobine par une autre, c'est évidemment la résistance r du circuit *induit* ; les autres termes l et t de l'égalité restent constants, puisque c'est le même courant inducteur et que le trembleur est le même dans les trois cas.

On voit que la résistance r de chaque bobine est à la deuxième puissance et qu'elle est au numérateur : ce qui veut dire que la force électromotrice induite est proportionnelle au *carré* de la résistance de chaque bobine. Il est donc naturel qu'une bobine à fil fin, c'est-à-dire très résistante, agisse davantage qu'une bobine à fil moins résistant sur la sensibilité, puisque la force électromotrice induite est beaucoup plus considérable dans le premier cas que dans le second.

Malgré cette influence très nette sur les sensations produites par les bobines, les appareils que l'on trouve dans le commerce, dans ces petites boîtes portatives, sont toujours à fil fin, trop résistant pour que la contraction puisse avoir lieu sans douleur. A la question suivante : comment peut-on, avec les appareils faradiques, agir le moins possible sur la sensibilité électrique de la peau? nous pouvons maintenant répondre très facilement; il suffit de considérer les égalités que nous avons déjà vues :

$$t = c \times r \text{ et } e = \frac{k \times 1 \times r^2}{t}.$$

Remplaçons t par sa valeur, nous obtenons dans la seconde équation :

$$e = \frac{k \times 1 \times r^2}{c \times r} = \frac{k \times 1 \times r}{c}.$$

Pour k et 1 constants, nous pouvons modifier soit r, soit c. Pour que l'effet sensitif soit réduit au minimum, il faudra donc : 1° diminuer r, ou 2° augmenter c.

La diminution de r s'obtient en prenant une bobine à gros fil, comme nous l'avons vu.

L'augmentation de c se réalise en reliant aux bornes de la bobine induite les 2 armatures d'un condensateur approprié.

Ces deux méthodes peuvent être employées séparément et même simultanément.

L'utilité pratique de nos différentes expériences se conçoit ainsi très facilement.

CHAPITRE IV

III. — Courants sinusoïdaux.

Bien que les courants sinusoïdaux soient actuellement moins employés en électrothérapie que les courants galvaniques et faradiques, une étude complète sur la sensibilité électrique devait comprendre la recherche de l'action de ces courants sur les nerfs sensitifs.

On sait que le professeur d'Arsonval, qui a bien étudié le premier les effets physiologiques produits par ces courants alternatifs, a donné à cette méthode d'électrisation le nom de *voltaïsation sinusoïdale*.

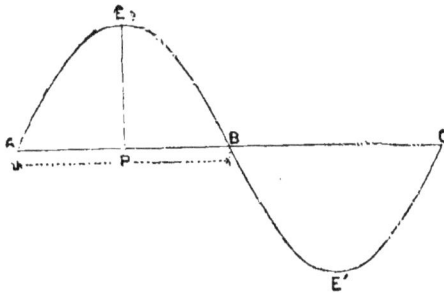

Fig. 17. — Forme des courants sinusoïdaux.

Les courants sinusoïdaux sont les courants alternatifs dont *la forme* est la plus simple (*fig.* 17).

Si l'on porte en ordonnées les forces électromotrices et en abscisses les temps, on peut représenter graphiquement la forme de ces courants. Cette courbe est telle qu'à un moment donné t, la force électromotrice e du courant est donnée par la formule

$$e = E \times \sin. \; 2\pi \, \frac{t}{T},$$

E désignant la force électromotrice maxima et T la durée d'une demi-onde de ce courant.

Deux facteurs principaux sont à considérer au point de vue des effets physiologiques : 1° le temps $T = AB$, qui s'appelle *la fréquence* de l'excitation ; 2° l'ordonnée maxima EP de la force électromotrice. Ces deux grandeurs constituent ce que le professeur d'Arsonval appelle la *caractéristique d'excitation*.

Une période AC est la double courbe comprise entre A et C : le courant, parti de zéro, atteint régulièrement un maximum positif ; il revient graduellement à zéro, pour croître en sens contraire, c'est-à-dire atteindre un maximum négatif et revenir à zéro.

Les quantités d'électricité sont égales de part et d'autre de la droite des temps ; il n'y a donc pas, avec ces courants, d'effets secondaires produits, pas de phénomènes de polarisation.

Les courants sinusoïdaux diffèrent des courants faradiques par trois éléments ; dans ces derniers :

1° La force électromotrice du courant induit de rupture est beaucoup plus grande que celle du courant de fermeture ;

2° Les fréquences ne sont pas égales ;

3° L'onde positive n'est pas le prolongement de la négative : il y a un certain intervalle entre les deux. (Voir *fig.* 13.) Donc, bien que ces deux courants soient des courants alternatifs, ils sont loin de présenter la même forme et, par conséquent, d'exciter de la même façon, soit les nerfs moteurs, soit les nerfs sensitifs.

Leur étude était donc tout indiquée pour nous. Nous nous sommes servi de la machine que le professeur Bergonié a fait construire à Ducretet et qu'il a communiquée à la Société des Sciences physiques de Bordeaux le 9 janvier 1890.

Elle se compose de six bobines mobiles portées par un

disque vertical qui tourne autour d'un axe horizontal entre six bobines fixes. Les bobines contiennent chacune un noyau de fer doux; les bobines mobiles communiquent à deux bagues que porte l'extrémité de l'axe; sur ces bagues frottent deux balais où se trouvent les prises de courant. On peut à volonté prendre comme inducteur, soit les bobines fixes, soit les bobines mobiles. Chaque bobine fixe porte deux bornes qui permettent de les coupler comme l'on veut. Le disque mobile est mis en mouvement à l'aide d'une force extérieure, par exemple à l'aide d'un moteur électrique.

Pour nos expériences, nous avons pris comme inducteur le circuit fixe, et nous avons disposé les connexions de façon à avoir des pôles de nom contraire de part et d'autre des bobines induites. Le courant destiné à créer le champ magnétique se distribue aux différentes bobines.

Cette machine était actionnée dans nos expériences par un petit moteur dont la vitesse était réglée au moyen d'un rhéostat à fil de maillechort.

Cette machine fournit, comme nous nous en sommes assurés par la méthode de Joubert, des courants sinusoïdaux.

Un autre point utile à connaître pour les recherches sur la sensibilité, c'est la valeur du temps de la variation du flux d'induction. La force électromotrice induite dépend de ce temps par la formule suivante :

$$E = \frac{F}{\frac{1}{n} \times 10^8},$$

F désignant le flux d'induction et $\frac{1}{n}$ la fraction de seconde employée pour la variation.

Pour connaître le temps $\frac{1}{n}$, il suffirait de mesurer la vitesse de rotation du disque mobile.

Voici comment nous avons opéré pour faire cette mesure délicate : Nous avons placé sur l'axe prolongé une roue en bois de 2 centimètres d'épaisseur; sur cette roue était un ruban en laiton sur lequel on collait une feuille de papier gommé. Grâce au laiton, il était possible de noircir la feuille de papier, comme on le fait dans le cas d'un cylindre enregistreur. Cela étant ainsi disposé, nous avons pris un diapason effectuant 100 V. D. par seconde, et nous en avons inscrit les vibrations à l'aide d'un chronographe, en ayant soin de déplacer ce chronographe de gauche à droite. On évite ainsi de faire superposer les tracés. Il est évident qu'il suffit de compter le nombre de dents inscrites sur le papier, dans un tour, pour connaître la vitesse de la machine.

Nous avons déterminé cette vitesse pour les cinq valeurs que nous pouvions donner au courant animant le moteur, et qui correspondaient aux cinq plots de notre rhéostat.

Voici les vitesses trouvées pour le cas où le courant inducteur de la machine a une intensité de 0,5 ampère, le circuit induit étant fermé.

La manette du rhéostat intercalé sur le courant destiné à actionner le moteur étant successivement poussée sur les cinq plots, nous avons trouvé

1er plot. 13,5 dents par tour soit 7,4 tours par seconde ou 444 tours par minute.
2e plot. 11 — — soit 9,5 — — ou 594 — —
3e plot. 9,6 — — soit 10,5 — — ou 630 — —
4e plot. 8,5 — — soit 11,5 — — ou 690 — —
5e plot. 7,3 — — soit 13,7 — — ou 822 — —

Par cette méthode, il est donc assez facile de connaître le temps nécessaire à la variation du flux d'induction.

Maintenant que nous avons exposé les recherches physiques qui nous ont paru indispensables, nous allons rapporter les expériences relatives à l'étude des phénomènes sensitifs; disons d'abord que la sensation produite par les courants sinusoïdaux est bien différente de celle qui correspond aux courants faradiques; cette sensation est moins douloureuse.

La variation de la force électromotrice induite ne se fait pas, en effet, de la même manière; avec les appareils faradiques, il y a une brusque augmentation de la force électromotrice, que le trembleur aille lentement ou rapidement; avec les appareils à courants sinusoïdaux, au contraire, l'accroissement de la force électromotrice se fait régulièrement et sans aucune saccade; de plus, l'onde négative agit de la même façon que l'onde positive.

Les excitations sensitives qui en résultent ont lieu doucement et régulièrement; le passage à zéro se sent très bien. Les courants faradiques n'agissent sur les nerfs sensitifs que par l'onde de rupture très probablement; il n'y a donc aucune régularité dans ce cas.

Les deux facteurs les plus importants, au point de vue des effets sensitifs, sont la fréquence et la force électromotrice maxima. Avec les courants sinusoïdaux, on est maître de faire varier l'un et l'autre des facteurs.

Nous avons cherché à voir comment varie la sensibilité électrique de la peau avec la fréquence et aussi avec la force électromotrice du courant. Comme moyen de comparaison, nous avons pris les divisions marquées par notre rhéostat au moment où la sensation était tout juste perçue. Nous avons fait trois séries d'expériences, en prenant pour le courant inducteur trois intensités différentes.

La connaissance de l'intensité du courant inducteur permet d'avoir une idée de la valeur de la force électromotrice induite que nous n'avons pas pu mesurer avec l'appareil que nous avons utilisé. On sait que cette force électromotrice est proportionnelle à l'intensité du courant inducteur. Si donc on augmente cette intensité, on fait croître en même temps la force électromotrice induite.

Première série d'expériences. — Intensité du courant inducteur : 0,35 ampère.

Durée des périodes.	Divisions du rhéostat.
sec.	
0,022	66
0,018	57
0,016	52
0,014	50
0,012	49

Le premier point qui ressort de ces déterminations, c'est qu'à mesure que la durée des périodes diminue, on est obligé d'augmenter la résistance du rhéostat pour produire la sensation initiale : les effets sensitifs sont donc d'autant plus vite perçus que la fréquence est plus grande ou que la vitesse de rotation augmente.

Deuxième série d'expériences. — Nous avons pris une intensité égale à 0,5 ampère, et nous avons donné au moteur la même vitesse que précédemment, de manière à avoir les mêmes valeurs pour la fréquence du courant sinusoïdal.

Durée des périodes.	Rhéostat.	
sec.		
0,022	62	
0,018	59	SENSATION INITIALE.
0,016	58	
0,014	56	
0,012	53	

Troisième série. — L'intensité a enfin été portée à 0,65 ampères en conservant la même vitesse au moteur.

Durée des périodes.	Rhéostat.	
sec.		
0,022	51	
0,018	47	SENSATION INITIALE
0,016	45	
0,014	39	
0,012	36	

Ces expériences montrent que : 1° à mesure que la fréquence augmente ou, ce qui revient au même, à mesure que le nombre des tours du disque augmente, la sensibilité électrique est plus rapidement excitée; on voit, en effet, dans chaque catégorie d'expériences diminuer les nombres marqués par le rhéostat; 2° à mesure que l'intensité du courant inducteur augmente, la sensation se perçoit de plus en plus vite à fréquence égale.

Nous avons dû arrêter là nos recherches sur la sensibilité électrique explorée à l'aide des courants sinusoïdaux. Si nous avions eu une machine permettant de connaître la force électromotrice et la vitesse de rotation à un moment quelconque, nous aurions pu étendre beaucoup ce chapitre et faire de plus nombreuses expériences.

CHAPITRE V

IV. — Courants électrostatiques (étincelle, effluve, aigrette, bain statique).

Si l'on faisait une étude de la sensibilité électrique en procédant par ordre chronologique pour les différentes formes d'électricité, c'est par l'électricité statique qu'il faudrait commencer. C'est en effet la forme la plus anciennement connue, non seulement au point de vue électrique pur, mais aussi par les effets sensitifs qu'elle produit sur la peau. On doit même être frappé de ce fait : c'est que la seconde machine électrique, après la boule de soufre d'Otto de Guéricke (1650), a été constituée par le corps humain. Grey, d'abord (1730), puis l'abbé Nollet (1734), purent, à l'aide du corps de l'homme isolé au moyen de cordons de soie, attirer des corps légers (Grey) et tirer des étincelles d'une certaine longueur (Nollet et Dufay).

Le perfectionnement consistant à frotter la boule de soufre de la machine d'Otto de Guéricke avec de la soie, au lieu et place de la main, ne vint qu'en 1745, et la machine de Ramsden ne fut imaginée qu'en 1766.

Il est intéressant de noter que le phénomène qui attira tout d'abord l'attention des premiers observateurs, ne fut pas la contraction musculaire, mais bien le phénomène sensitif produit par l'étincelle, le picotement qui, d'après Nollet et Dufay, « pouvait avoir une grande influence sur le principe vital ».

Cette sensation que produit une étincelle qui jaillit sur la peau est celle d'une piqûre accompagnée d'un choc. La sensation de piqûre existe seule lorsque les étincelles sont très petites en longueur et en grosseur, c'est-à-dire lorsqu'elles émanent d'une source électrostatique de faible débit et portée à un potentiel peu élevé. La secousse musculaire est ressentie en même temps que la piqûre lorsque l'étincelle est douée d'une certaine énergie.

On sait que l'énergie de l'étincelle est exprimée par $W = \frac{1}{2} C.V'$. Cette formule montre que la sensation produite par l'étincelle dépend de C. et de V. L'observation confirme pleinement ce qu'indique le calcul : il est certain que la sensation de choc est d'autant plus forte que l'étincelle excitatrice provient d'une machine capable d'être portée à un plus haut potentiel, et d'une machine munie de condensateurs plus puissants.

Il y a donc dans la sensation due à l'étincelle statique directe à distinguer deux phénomènes sensitifs : 1° sensation que produit la piqûre, qui est un phénomène sensitif superficiel ; 2° sensation produite par le choc ou secousse musculaire (phénomène sensitif et moteur, mais dont la partie sensitive est profonde, puisqu'elle se passe dans l'intérieur même du muscle).

C'est surtout la première sensation, la sensation qui se passe au niveau des terminaisons nerveuses cutanées, qui nous occupera ici.

Mais d'autres manifestations de l'électricité statique doivent être étudiées après l'étincelle ; nous voulons parler du souffle électrique, si souvent utilisé en électrothérapie, de l'aigrette et enfin du bain statique. La friction étant le résultat d'étincelles multiples qui jaillissent entre un excitateur sphérique et la peau à travers une ou plusieurs couches de flanelle ou de drap, sera traitée, toujours au point de vue sensitif, immédiatement après l'étincelle.

Il est logique de se demander quelle est la cause de la sensation particulière que nous ressentons au niveau de la peau sous l'action d'une étincelle. Cette sensation est-elle le résultat de l'élévation de température produite par l'étincelle sur les terminaisons nerveuses?

On sait, en effet, qu'une étincelle porte le conducteur qu'elle traverse (air, fil métallique, etc.) à une température très élevée : c'est ainsi qu'on peut allumer de l'éther très facilement à l'aide d'une étincelle; que l'on peut volatiliser un fil d'or au moyen de l'étincelle provenant d'une batterie de condensateurs, etc. Cependant, Duchenne de Boulogne [1] dit que « dans le point où vient de jaillir l'étincelle, la peau se décolore graduellement dans un rayon de 2 à 3 centimètres, et arrive au blanc mat en quelques [secondes; des papilles nerveuses s'érigent sur la surface décolorée, qui offre, en outre, un léger *abaissement de température.* »

Il était donc tout indiqué pour nous de faire des recherches dans ce sens, recherches ayant pour but de confirmer les affirmations de Duchenne ou, au contraire, de les infirmer, et surtout d'essayer de trouver la véritable cause de la sensation due à l'étincelle.

Nous avons entrepris une série d'expériences en distinguant chaque fois les effets de l'étincelle positive de ceux de l'étincelle négative. Nous appelons étincelle positive celle qui jaillit entre l'excitateur relié au pôle positif et la peau; de même pour la négative.

Pour savoir quelle est l'influence de l'étincelle sur la température de la région soumise à son action, nous avons employé divers thermomètres à température locale, suivant les expériences. Quoique les détails expérimentaux qui vont suivre puissent peut-être paraître un peu longs au lecteur, nous croyons cependant devoir rapporter les expériences dans leur ordre chronologique et telles qu'elles sont inscrites sur notre registre *ad hoc*.

La première expérience a été faite de la façon suivante : Un thermomètre à température locale de Burq est placé sur la

---

[1] *De l'Électrisation localisée*, p. 6.

face antérieure de l'avant-bras gauche à l'aide d'un lien. L'excitateur produisant l'étincelle directe était la partie métallique qui se trouve au fond de la cupule d'ivoire de ce thermomètre et qui est reliée au disque supérieur où sont tracés les degrés et dixièmes de degré. Ce disque était relié au moment voulu à l'un des pôles de la machine.

Avant de commencer une expérience, on laissait le thermomètre se mettre bien en équilibre de température avec la région explorée. Cette détermination, pour être exacte, demande beaucoup de temps, jamais moins d'une demi-heure; il est même prudent d'attendre quarante ou quarante-cinq minutes si l'on veut que la colonne mercurielle soit bien stationnaire. A ce moment seulement, on faisait jaillir les étincelles en notant l'heure, la température cutanée initiale et le *débit* de la machine déterminé à l'aide de la bouteille électrométrique de Lane.

ÉTINCELLES POSITIVES. — *Première expérience :* Débit de la machine, $0^{\text{coulomb}}00000653$; température initiale, $34°,4$; longueur des étincelles, 4 millimètres.

Le thermomètre marque successivement :

$$\text{Pendant la première minute}\dots\dots\dots \left\{ \begin{array}{l} \text{T} = 34°5 \\ 34,6 \end{array} \right.$$

Après la deuxième minute............   34,8

On arrête les étincelles à ce moment.

Il y a, dans ce cas, une élévation de température égale à $0°,4$.

Deuxième expérience : Débit de la machine, $0^c00000574$; longueur des étincelles, 4 millimètres; température initiale, $32°,8$.

Après la première minute............   T = 33°1
    —   deuxième   —   33,2

Il y a eu élévation de la température locale cutanée de $0°,3$.

Troisième expérience : Débit (non déterminé); même longueur d'étincelles; température initiale, 32°,3.

Après deux minutes................. T = 32°8

L'élévation est ici de 0°,5.

Ainsi, dans ces trois expériences, la variation thermométrique est de même sens et de même ordre de grandeur.

ÉTINCELLES NÉGATIVES. — *Première expérience :* Débit de la machine, 0°0000063; longueur des étincelles, 4 millimètres; température initiale, 33°,9.

Après la première minute............	T =	33°9
— deuxième —		34,2
— troisième —		34,3
— quatrième —		34,4

On arrête la machine. Dans cette expérience, l'élévation s'est encore produite, et elle a pour valeur 0°,5.

Deuxième expérience : Débit (non mesuré); longueur des étincelles, 4 millimètres; température initiale, 32°,1.
Le thermomètre marque :

Après une minute.................... T = 32°3

On arrête les étincelles, en continuant à observer le thermomètre, qui marque

Après la deuxième minute........... T = 32°4

L'élévation est dans ce cas de 0°3.

Troisième expérience : Température initiale, 32°,8.

Après la première minute............	T =	32°8
— deuxième —		32,9
— troisième —		33

Accroissement thermométrique de 0°3.

Dans toutes ces expériences, il y a eu élévation de la température locale de la région soumise aux étincelles, contrairement à l'affirmation de Duchenne. Cependant, on peut faire une objection à la méthode expérimentale dont je me suis servi : on pourrait, peut-être avec raison, mettre l'élévation de température observée sur le compte de l'action des étincelles sur le mercure du réservoir en spirale de ce thermomètre. Les étincelles jaillissant de la tige métallique prise pour excitateur léchaient en effet le tube-spirale avant d'arriver à la peau.

Il était donc utile de reprendre ces expériences en modifiant le dispositif employé.

J'ai pris une cupule de verre faite avec un poudrier coupé en deux parties et rodé sur la section ; un bouchon en liège paraffiné fermait cette cupule en laissant passer un thermomètre de Seguin à température locale et une tige métallique arrondie à ses deux extrémités. Cette cupule était appliquée sur le bras à l'aide d'un lien élastique. Dans ce cas, les étincelles jaillissaient entre la partie inférieure de la tige et l'épiderme sans aller sur le réservoir thermométrique. La longueur des étincelles a été prise égale à 2 centimètres.

Enfin, avant de relier la tige servant d'excitateur à l'un des pôles de la machine, on attendait que la température fût bien stationnaire.

I. ÉTINCELLES NÉGATIVES. — Débit de la machine, $0^c00000398$; température initiale, $33°,4$.

Pendant la première minute...........	$\begin{cases} T = 33°5 \\ 33,6 \end{cases}$
— deuxième —	$\begin{cases} 33,8 \\ 34 \end{cases}$
— troisième —	$\begin{cases} 34,4 \\ 34,8 \end{cases}$
— quatrième —	$\begin{cases} 35 \\ 35,3 \end{cases}$

La machine étant arrêtée, on voit la colonne thermométrique descendre lentement. L'élévation de température a été ici très nette; elle a pour valeur 1°,9.

II. ÉTINCELLES POSITIVES. — Débit (non déterminé); température initiale, 33°,2.

Pemière minute.....................	T = 33°3 / 33,8
Deuxième —	34,5 / 35
Troisième —	35,2 / 36,5
Quatrième —	36,8 / 37,2

L'accroissement thermométrique est dans cette expérience de 4°.

Les chiffres fournis par les deux expériences qui précèdent montrent une élévation importante de la température, mais les résultats ne sont pas aussi probants qu'on pourrait le croire d'abord. En effet, l'air contenu dans la cupule a pu subir une élévation de température, en sorte que le thermomètre a été soumis et à l'échauffement de l'air de la cupule et à la variation de la température locale cutanée. Aussi il était indispensable de faire des mesures en prenant un corps inerte dépourvu de phénomènes vitaux, afin de connaître l'élévation de température subie par l'air qu'une série de décharges disruptives traverse. Nous avons, en effet, remplacé l'avant-bras par une brique chauffée à une température voisine de celle de la peau. La brique conserve longtemps sa chaleur et, comme je l'ai constaté, sa température reste stationnaire pendant un temps assez long pour des expériences de ce genre. La partie supérieure de cette brique était recouverte d'une feuille d'étain reliée au sol. Les étincelles ont été prises de même longueur que précédemment.

I. ÉTINCELLES NÉGATIVES. — Débit de la machine, 0°000,0042; température initiale de la brique, 34°,4; durée des étincelles, 4 minutes.

10

Le thermomètre se met à monter régulièrement pour atteindre :

Après quatre minutes.................. T = 37°3

Il y a donc eu une élévation de température de 2°,9.

II. ÉTINCELLES POSITIVES. — Débit de la machine, 0°000,004; température initiale, 35°. Après quatre minutes, la machine est arrêtée et on note 37°,8. L'élévation est ici de 2°,8.

Il résulte bien clairement de ces expériences que l'élévation de température se produit même dans le cas où il n'y a aucun phénomène vaso-moteur. Cette élévation est évidemment due à l'échauffement de l'air par l'étincelle.

Il faut remarquer que dans le cas de la brique l'élévation est indépendante du signe de l'étincelle, contrairement à ce qui s'est produit pour l'avant-bras. Il semble donc qu'il y ait une part de l'accroissement de température qui soit due à des phénomènes circulatoires.

Pour trancher définitivement cette question, il fallait faire de nouvelles expériences en cherchant à se mettre à l'abri de toutes les causes perturbatrices étrangères au phénomène à étudier. Il suffisait pour cela de déterminer la température locale de la région cutanée soumise aux étincelles, sans que l'indication du thermomètre pût être influencée : 1° par la température propre de l'étincelle, et 2° par l'air échauffé par elle. J'ai pris un cylindre de verre destiné à protéger le thermomètre de Seguin; ce manchon avait 2 centimètres de diamètre et était appliqué sur la face dorsale de l'avant-bras; le thermomètre était maintenu en place par un bouchon de caoutchouc fermant l'orifice supérieur du cylindre. Enfin, un conducteur terminé par une boule de 12 millimètres de diamètre était fixé sur la partie latérale du manchon par l'intermédiaire d'une gouttière de paraffine, en sorte que, de part et d'autre d'une même génératrice du manchon, se trouvaient le thermomètre et l'excitateur. Avec ce dispositif, on voit que la variation thermométrique ne peut être attribuée qu'à celle de la température locale de la région électrisée.

Pour que les résultats puissent être comparables, la longueur des étincelles a été encore choisie égale à 2 centimètres.

I. ÉTINCELLES POSITIVES. — Débit de la machine, 0^c000,0047; température initiale, 30°; durée des étincelles, 4 minutes.

Première minute.....................	30°4
Deuxième —	30,6
Troisième —	30,9
Quatrième —	31,2

Il y a bien eu élévation de la température locale comme dans les expériences précédemment rapportées. Cette élévation a été, pendant la durée des étincelles, de 0°,8.

Mais j'ai continué à observer le thermomètre après l'arrêt de la machine, pour connaître exactement l'allure complète du phénomène thermique local.

Voici le tableau relevé sur mon registre d'expériences :

Cinquième minute.....................	T = 31°4
Sixième —	31,5
Septième —	31,6
Huitième —	31,8
Neuvième —	31,9
Dixième —	32
Onzième —	32
Douzième —	32
Treizième —	31,9
Quatorzième —	31,8
Quinzième —	31,6

Ces nombres montrent clairement : 1° que la température locale a continué à s'élever après l'arrêt de la machine; 2° que l'accroissement maximum a été atteint vers la dixième ou onzième minute; 3° que cette température maxima s'est maintenue un certain temps pour décroître ensuite lentement. L'élévation thermométrique est de 1°,6.

II. Étincelles négatives. — Débit de la machine, 0°000,00457 ; température initiale, 29°.

Première minute.....................	T = 29°
Deuxième —	29,2
Troisième —	29,3
Quatrième —	29,5

Le thermomètre indique encore une élévation de la température locale, mais elle est moins rapide et moins importante qu'avec les étincelles positives. Cependant, en continuant à noter les indications thermométriques, j'ai obtenu le tableau suivant :

Cinquième minute.....................	T = 29°6
Sixième —	29,7
Septième —	29,9
Huitième —	30
Neuvième —	30,1
Dixième —	30,2
Onzième —	30,2
Douzième —	30,1
Treizième —	30
Quatorzième —	29,9

Ainsi, l'ascension thermométrique ne s'est pas arrêtée avec la fin des étincelles. La température maxima a été atteinte vers la dixième minute, puis la colonne mercurielle s'est mise à descendre lentement.

L'élévation de température a été de 1°,2.

La série des expériences que je viens d'exposer montre bien que l'affirmation de Duchenne de Boulogne n'est pas conforme à ce que l'on observe. Le soin que j'ai apporté à ces déterminations et les précautions que j'ai prises ne laissent pas de place pour le moindre doute. Lorsque Duchenne dit que la température locale baisse sous l'influence des étincelles, il ne dit pas à quelle méthode il a eu recours ni même s'il a utilisé un thermomètre pour faire sa constatation. Ce grand observateur était sans doute mal outillé pour des recherches de ce genre; de plus, on sait avec quelle ardeur il a combattu les applications de l'électricité statique en thérapeutique pour limiter son choix exclusivement aux courants faradiques.

Maintenant, demandons-nous si cette élévation de température est bien la cause de la sensation produite par l'étincelle. L'élévation la plus forte que nous ayions observée est de 1°,8, et les étincelles ont été appliquées pendant quatre minutes. La réponse n'est pas douteuse : cette élévation de température est trop faible pour pouvoir expliquer à elle seule la sensation éprouvée.

Il est certain que la sensation de choc doit trouver son explication dans le phénomène électrique qui constitue la décharge, c'est-à-dire dans la brusque chute de potentiel qui a lieu au moment où s'établit l'équilibre entre le conducteur électrisé et le sol. Ce brusque changement d'état électrique provoque bien la sensation de choc, de même qu'il provoque aussi la secousse musculaire par l'excitation des nerfs moteurs et des fibres musculaires.

Nous croyons aussi que c'est à lui qu'il faut attribuer une grande partie de la sensation générale qui accompagne l'étincelle; les nerfs sensitifs répondent à leur façon à cette excitation électrique, et c'est leur réaction à cette brusque chute de potentiel qui constitue la sensation éprouvée. Mais il y a peut-être aussi à faire intervenir dans la sensation de l'étincelle l'effet thermique de cette étincelle. La quantité de chaleur emmagasinée dans ce trait lumineux est évidemment très faible; cette chaleur pourrait s'appeler par analogie de la chaleur de tension. Il serait raisonnable d'admettre que l'effet thermique, quoique tout à fait superficiel, a sa part dans la sensation générale produite. Et ce qui donne assez de poids à cette manière de voir, c'est le soulèvement de l'épiderme que nous avons signalé et qui se montre chaque fois que les étincelles sont fréquemment répétées en un même point. Il y a une véritable *brûlure* au premier degré; cette brûlure ne peut s'expliquer que par la température propre de l'étincelle.

Pour nous, la sensation due à l'étincelle est donc complexe : une partie, et c'est la plus grande, est produite par la brusque chute de potentiel, qui impressionne, qui excite d'une façon particulière les nerfs sensitifs de la peau, et une autre partie, due à l'effet thermique de l'étincelle, qui se traduit par une piqûre superficielle.

Influence du signe des pôles. — Après avoir recherché expérimentalement le mécanisme de la sensation cutanée due à l'étincelle, nous nous sommes demandé si la *qualité* du pôle d'où émane l'étincelle intervient dans l'intensité de cette sensation. Nous avons vu combien grande est cette influence qualitative pour les courants galvaniques.

Cette recherche est simple à faire; cependant, comme la longueur des étincelles fait varier, pour un même pôle, la sensation obtenue, il faut se mettre dans des conditions bien identiques de longueur d'étincelles, de débit de la machine, de diamètre des excitateurs.

Pour cela, nous avons placé la face palmaire de la main sur un support, et avons disposé au-dessus de la face dorsale un des pôles de notre machine statique, l'autre pôle communiquant au sol, ainsi que notre corps. Nous avons produit quelques étincelles, tantôt positives, tantôt négatives, en donnant à la vitesse de rotation de la machine exactement la même valeur. En recommençant l'expérience un certain nombre de fois, nous avons nettement reconnu que l'étincelle négative produit une sensation plus intense que l'étincelle positive; mais ce n'est pas le sentiment de piqûre qui est plus accentué avec la négative, c'est au contraire le sentiment de *choc* qui est plus violent dans le cas de l'étincelle négative.

En essayant de faire cette détermination sensitive sur un grand nombre de personnes non prévenues et sans indiquer le signe de l'étincelle, constamment la sensation a toujours été accusée plus forte avec le pôle négatif qu'avec le pôle positif; les pôles étaient reconnus à l'aide d'une flamme.

Réciproquement, la sensation différente produite par les étincelles positive et négative permet de déterminer le signe des pôles d'une machine statique. Nous avons bien souvent mis ce procédé en pratique, et chaque fois que nous avons fait la vérification par un moyen physique, la concordance des résultats existait.

La méthode simple que nous venons d'exposer aurait pu suffire pour trancher la question de qualité des pôles sur l'intensité de la sensation; mais nous avons pensé qu'il n'était pas inutile de chercher une autre méthode tout à fait exacte, reposant non pas sur l'*intensité* de la sensation éprouvée dans l'un et l'autre cas, mais bien sur le *commencement* de la sensation.

Comme l'influence qualitative des étincelles sur la sensibilité cutanée n'est pas indiquée nettement dans les différents traités d'électricité médicale, il était nécessaire de s'entourer de toutes les précautions, afin d'établir une fois pour toutes cette loi physiologique.

Nous nous sommes servi, non pas de l'étincelle directe, mais de l'étincelle *indirecte* ou *médiate*.

Pour cela, nous avons fait usage de l'excitateur médiat que nous avons décrit dans les *Archives d'électricité médicale* du 15 décembre 1894 (Étude graphique de la contraction musculaire produite par l'étincelle statique).

Il dérive de la bouteille électrométrique de Lane, à laquelle on a enlevé toute capacité; le condensateur est remplacé par un flacon de verre (*fig.* 18) qui joue le rôle de pied isolant; la communication qui existait entre l'armature externe et la tige horizontale à boule mobile a été supprimée; enfin, un conducteur terminé par une boule E destinée à être appliquée directement sur la peau est fixé à la garniture métallique qui se trouve à la partie supérieure du pied isolant en verre de l'appareil. Le pôle à étudier est relié à la boule fixe B portée par le flacon à l'aide d'un conducteur métallique C. La tige horizontale est graduée en millimètres, et la vis micrométrique V permet de mesurer les trentièmes de millimètre.

Dans ces conditions, l'étincelle jaillit entre les boules B et B′, et la sensation est perçue au point de la peau où est appliquée la boule E, jouant en réalité le rôle d'électrode. On cherche, pour déterminer l'influence qualitative des pôles, la distance qui doit séparer les deux boules entre lesquelles jaillissent les étincelles pour que l'on commence à sentir l'impression causée par les décharges produites entre B et B′.

Comme on le voit, cette méthode est la même que celle que nous avons toujours suivie dans le cas des courants galvaniques et faradiques. Il est bien plus aisé, en effet, de dire le moment précis où l'on commence à sentir quelque chose au

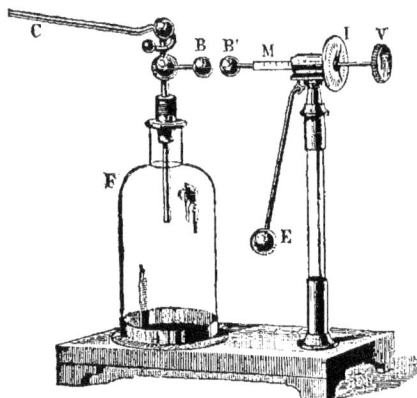

Fig. 18. — Excitateur médiat de l'auteur.

niveau de la peau que de dire si telle sensation est plus forte que telle autre, affirmation qui ne repose sur rien d'exact, car nous n'avons pas dans ce cas de terme de comparaison.

En opérant comme nous venons de l'exposer, il n'y a pas à craindre l'influence de la variation de longueur d'étincelle, car dans les deux cas (positif et négatif) ces longueurs sont très petites et du même ordre de grandeur.

Voici quelques chiffres pris dans notre registre d'expériences et qui indiquent la distance explosive nécessaire dans chaque cas pour produire le début de la sensation cutanée. Les chiffres suivants se rapportent au cas où c'est la pulpe de l'index qui repose sur la boule-électrode E de notre appareil : la position du doigt est restée la même dans chaque expérience et la machine avait la même vitesse de rotation.

	Longueur des étincelles correspondant au début de la sensation.	
	Pôle positif.	Pôle négatif.
EXPÉRIENCE I	0,55	0,35
EXPÉRIENCE II	0,5	0,4
EXPÉRIENCE III	0,55	0,33

Le résultat est bien net; la sensibilité de la peau est plus tôt excitée avec les étincelles négatives qu'avec les positives, puisque, comme le montre ce tableau, il faut des étincelles moins longues avec le pôle négatif qu'avec l'autre pour que nos nerfs sensitifs cutanés soient excités. Dans ce cas, la sensation ressentie est seulement celle d'un choc; l'excitateur médiat permet précisément de dissocier la sensation complexe dont nous avons parlé plus haut : le sentiment de piqûre dû à l'effet thermique de l'étincelle est ici supprimé.

Cette considération nous semble être complètement négligée aujourd'hui en électrothérapie, et cependant il est aisé d'en saisir toute l'importance.

L'excitateur médiat, très utile pour provoquer la contraction musculaire, en supprimant la douleur provenant de l'effet thermique de l'étincelle, donnera, au point de vue thérapeutique, des résultats bien différents de ceux dus à l'excitation immédiate où l'étincelle, jaillissant directement sur la peau, y détermine la sensation complète de la décharge disruptive avec tous les effets que nous avons étudiés. Le résultat thérapeutique, on le conçoit, sera différent suivant l'une ou l'autre méthode d'excitation, l'étincelle directe ayant une action sur la sensibilité, sur les nerfs nutritifs, sur les actes réflexes, etc., bien plus puissante que l'étincelle indirecte obtenue par l'excitation médiate.

Nous insistons sur ces deux modes d'excitation frankli-
nienne, car les indications cliniques doivent faire préférer
l'une à l'autre étincelle, directe ou indirecte; l'une ne doit
pas être remplacée par l'autre indifféremment.

Influence de la longueur des étincelles. — L'influence de
la longueur des étincelles sur la sensibilité de la peau méri-
tait d'être recherchée. Malheureusement, pour étudier cette
question, il n'était guère possible de faire des mesures ou
des inscriptions du phénomène, comme lorsqu'il s'agit, par
exemple, de la contraction musculaire. Pour celle-ci, nous
avons montré ([1]) que la longueur de l'étincelle augmentant,
l'énergie de la secousse croissait aussi, mais plus vite, et que
l'on pouvait dire que la secousse est proportionnelle au carré
de la longueur de l'étincelle. Pour la sensibilité, il est impossible de donner des lois aussi précises.

D'après les nombreuses expériences que nous avons faites,
la longueur de l'étincelle fait varier l'une des sensations
composantes au détriment de l'autre; nous avons dit que la
sensation totale de l'étincelle pouvait se décomposer en un
sentiment de piqûre et en un sentiment de choc.

On peut dire que la sensation de choc occasionnée par une
étincelle sur la peau croît avec la longueur de l'étincelle (il
ne s'agit pas ici de secousse, mais du choc particulier qui
constitue la sensation locale de l'étincelle), pendant que la
sensation de piqûre va en s'affaiblissant.

En sorte que des étincelles petites occasionnent surtout une
sensation de piqûre, douloureuse et désagréable, tandis que
des étincelles longues produisent surtout une sensation de
choc, quoique le sentiment de piqûre ne soit pas complètement disparu et reste parfaitement perceptible.

Influence du diamètre des excitateurs. — L'étude de l'influence du diamètre des excitateurs, d'où jaillissent les étin-

---

([1]) *Arch. d'élect. méd.*, 15 déc. 1894.

celles sur la sensibilité de la peau, ne peut pas être faite avec plus de mesures que n'en comporte l'influence de la longueur des étincelles.

D'ailleurs, ce que nous avons dit à propos de la variation de la longueur se retrouve pour la grosseur des excitateurs relativement à la sensation produite.

Si on prend des boules de diamètre croissant, comme nous l'avons fait, 7mm, 12mm, 18mm, 22m, 31mm, 39mm, 59mm et que l'on cherche à analyser les sensations éprouvées *pour les étincelles de même longueur,* on reconnaît que les étincelles les plus douloureuses sont celles qui proviennent des *petites* sphères. Avec elles, en effet, le sentiment de piqûre est très accentué, tandis que la sensation de choc est à peu près nulle.

C'est ce qui explique la douleur que nous avons signalée dans nos expériences sur l'élévation de la température locale; nous avons vu à ce propos que cette douleur n'était pas accusée vainement, puisque régulièrement une vésicule, quelquefois importante, survenait au point frappé par ces étincelles, jaillissant de petites boules. Avec des sphères de plus grand diamètre, c'est le sentiment de choc qui domine; celui de piqûre est moins prononcé; mais comme c'est surtout la piqûre qui rend douloureuse la sensation d'une étincelle, on peut dire que *l'intensité de la sensation cutanée est en raison inverse du diamètre des excitateurs servant à produire l'étincelle.*

Il y a dans ce résultat une indication thérapeutique; si l'on veut agir principalement sur la sensibilité de la peau à l'aide des étincelles, on prendra l'étincelle négative et un excitateur de faible diamètre.

Dans le travail que nous avons publié dans les *Archives d'électricité médicale* et dont nous avons déjà parlé, nous avons montré par la méthode graphique que pour obtenir des secousses musculaires énergiques, il fallait au contraire prendre comme excitateur une sphère à grand diamètre.

Comme on le voit, la relation qui existe entre le diamètre

des excitateurs et les phénomènes moteurs produits par l'étincelle est l'inverse de celle qui existe pour les phénomènes
sensitifs.

Friction électrique. — Après l'étude que nous venons de faire
sur l'étincelle considérée comme excitatrice des nerfs sensitifs
de la peau, il convient de dire quelques mots de l'action du
procédé électrothérapique qu'on appelle la *friction électrique*.

Cette étude est singulièrement facilitée par la connaissance
que nous avons maintenant des diverses circonstances qui
font varier la sensation due à l'étincelle.

Nous rappellerons que la friction électrique se pratique avec
un excitateur sphérique que l'on promène, en l'appuyant, sur
la surface du corps recouvert des vêtements ou d'une flanelle.
Dans ces conditions, des étincelles très courtes jaillissent entre
l'excitateur et la peau. Ces étincelles sont même en général
multiples. La sensation éprouvée au niveau de la peau s'explique par ce que nous avons dit à propos de l'influence de la
longueur des étincelles sur la sensibilité cutanée. Les petites
étincelles, avons-nous dit, agissent plus douloureusement que
les longues, parce que c'est surtout un sentiment de piqûre
qu'elles occasionnent; la sensation particulière de choc est
presque nulle.

Il est donc facile de comprendre, d'après cela, que la friction électrique, qui met en jeu des étincelles très courtes,
doive produire une sensation douloureuse sur les nerfs cutanés. Mais il y a une autre considération à envisager pour
expliquer la douleur ressentie par ce mode thérapeutique.
C'est la multiplicité des étincelles; quand la boule est promenée sur la peau recouverte de vêtements ou de laine,
l'étincelle, au lieu d'être unique, comme elle l'est à distance,
est au contraire multiple. Il en résulte aussi une multiplica-
tion de la sensation qui est douloureuse et qu'on met à profit
en électrothérapie pour agir sur la sensibilité et sur les actes
réflexes. Il faut noter de plus que la sensibilité est d'autant

plus éprouvée que la boule est promenée plus lentement sur la peau. On tiendra compte de cette circonstance suivant les indications cliniques.

Pour le Dʳ R. Vigouroux, la friction électrique exerce une action locale excitante et des actions réflexes dont l'effet total est sédatif. Elle stimule la sensibilité de la peau et elle est utile dans l'anesthésie en plaques.

Souffle électrique. — Avant de parler de l'action de l'effluve sur la sensibilité de la peau, il est nécessaire que nous fassions connaître les expériences que nous avons entreprises dans le but de bien définir les conditions physiques où l'on se trouve placé lorsqu'on étudie l'action sur la sensibilité cutanée de ce mode d'électrisation.

On sait que le souffle électrique est obtenu en armant d'une pointe l'un des collecteurs d'une machine statique ou en approchant d'un des collecteurs une pointe reliée au sol. Dans l'un et l'autre cas, les molécules d'air s'électrisent, et c'est leur répulsion réciproque qui produit le phénomène du *vent électrique.*

Lorsqu'on consulte les traités spéciaux d'électricité, on ne trouve pas de renseignements précis sur les conditions physiques qui accompagnent ce phénomène; aussi nous a-t-il paru intéressant d'essayer de préciser ces conditions.

On sait, en effet, que le souffle électrique a pris, depuis quelques années, une grande importance parmi les méthodes utilisées en électricité médicale.

Je me suis demandé s'il n'était pas possible de déterminer expérimentalement comment varient, avec le signe de la pointe : 1° la surface impressionnée par le souffle; 2° l'intensité du vent; et 3° quelle est l'influence de l'angle du cône servant de pointe sur la surface influencée [1].

1. *Influence du signe de la pointe sur la grandeur de la surface impressionnée par le souffle.* — Pour étudier ce

_____

[1] *Comptes rendus de l'Académie des Sciences,* 9 décembre 1895.

point intéressant, on ne peut pas utiliser l'effet sensitif produit par le souffle sur la peau. J'ai pensé à profiter de l'action de l'ozone, formée pendant le souffle, sur le papier amidonné ioduré. En plaçant une feuille de papier sensible perpendiculairement à la pointe, rendue tantôt positive, tantôt négative, on trouve qu'il y a une différence très nette entre les réactions colorées dues au souffle négatif et au souffle positif. A cause de l'instabilité de l'iodure d'amidon formé sur le papier, il est utile de photographier chaque feuille aussitôt après l'expérience.

Si l'on a soin de placer chaque fois la surface sensible à la même distance de la pointe et de donner à la machine statique toujours la même vitesse, on constate que la zone circulaire bleue qui correspond au souffle négatif présente un diamètre plus petit, mais une teinte plus foncée que dans le cas du souffle positif; de plus, la teinte due au souffle positif va en se dégradant lentement vers la périphérie.

Ces résultats indiquent que le faisceau formé par l'air électrisé est plus divergent lorsque la pointe est reliée au pôle positif que lorsqu'elle est reliée au pôle négatif, ou, ce qui revient au même, que la densité électrostatique est plus grande, pour une même distance, dans le cas du souffle négatif que dans celui du souffle positif.

Ces données expérimentales peuvent trouver leur application en électrothérapie, où l'on a employé jusqu'à aujourd'hui l'un ou l'autre souffle indifféremment.

II. *Influence du signe de la pointe sur l'intensité du vent électrique.* — Pour évaluer l'intensité du vent produit, j'ai employé une sorte de pendule formé d'une tige rigide pouvant tourner facilement autour d'un axe horizontal et portant à sa partie inférieure une carte circulaire en papier. En dessous de la carte était placée une graduation en millimètres dont le zéro correspondait à la position d'équilibre du pendule : la pointe étant dirigée perpendiculairement vers le centre de la carte, il était facile de mesurer la distance à laquelle le souffle repoussait cette carte. La longueur de la tige était de 35 centimètres. Voici quelques nombres obtenus :

EXPÉRIENCE I. — Distance de la pointe à la carte....... 85mm

Recul de la carte ... { Souffle négatif. 50 / Souffle positif. 30

EXPÉRIENCE II. — Distance de la pointe à la carte....... 55

Recul de la carte ... { Souffle négatif. 90 / Souffle positif. 60

EXPÉRIENCE III. — Distance de la pointe à la carte....... 35

Recul de la carte ... { Souffle négatif. 110 / Souffle positif. 55

Ces résultats montrent nettement que le vent négatif a une intensité plus grande, toutes choses égales d'ailleurs, que le positif. On peut constater directement que la pointe reliée au pôle négatif d'une machine statique souffle plus fortement que lorsqu'elle est reliée au pôle positif; il suffit de placer la main ou la face en avant de la pointe; c'est même là un moyen pratique de distinguer le signe des pôles d'une machine statique.

III. *Influence de l'angle du cône formant la pointe sur la surface impressionnée par le souffle.* — J'ai employé comme réactif le papier ioduré amidonné. Les pointes qui m'ont servi pour ces expériences étaient construites avec une même tige de laiton ayant 9 millimètres de diamètre ; les angles des cônes variaient de 96° à 8°,30′.

En plaçant la feuille de papier sensible toujours à la même distance, 6 centimètres, de la pointe reliée toujours au même pôle, le négatif, et en donnant à la machine exactement la même vitesse, on trouve qu'à mesure que l'angle de la pointe est plus petit, la zone circulaire teintée en bleu est aussi plus petite. C'est avec un angle voisin de 90° que la surface impressionnée atteint son diamètre maximum.

On ne peut donc, d'après ces résultats expérimentaux, tenir pour exacte la loi formulée par Boudet de Pâris ([1]) : « Le dia-

_____
([1]) *Électricité médicale*, p. 124.

mètre de la surface influencée par la pointe est égal à une fois
et demie la distance qui sépare la pointe de cette surface, »
puisque la grandeur de cette surface dépend du signe de la
pointe et de l'angle de cette pointe.

Une conséquence pratique que l'on peut déduire de ces
recherches, c'est qu'il y a intérêt, en électrothérapie, à employer les pointes, non pas très effilées comme celles que
construisent les fabricants, mais ayant, au contraire, un angle
égal ou un peu supérieur à 90°.

Nous pouvons placer ici une remarque relative aux *phénomènes acoustiques* qui accompagnent l'effluve et qui sont très
nets. Nous avons parlé déjà des phénomènes optiques quand
nous avons dit qu'un moyen pour reconnaître le signe des
pôles consistait à les armer chacun d'une pointe. La pointe
négative porte un petit point brillant, tandis que la positive se
termine par un pinceau violacé divergent.

Les phénomènes acoustiques que nous avons bien souvent
observés sont les suivants : la pointe négative laisse écouler
l'électricité silencieusement ; la pointe positive, au contraire,
est le siège d'un bruissement particulier permettant de reconnaître facilement le signe de l'électricité.

Devant les effets thérapeutiques remarquables de l'effluve sur
certaines affections des nerfs sensitifs et des nerfs trophiques
de la peau, il est bien naturel de rechercher à expliquer le
mécanisme de l'action produite par le souffle électrique. La
sensation cutanée de l'effluve est celle d'un courant d'air frais,
lorsque la distance de la pointe à la peau est suffisamment
grande. M. Lecercle, de Montpellier, s'est demandé si le souffle
électrique ne déterminait pas une variation du pouvoir émissif
de la région cutanée soumise à l'effluve et si ce n'était pas
la cause des bons effets thérapeutiques de cette méthode de
franklinisation. Les expériences que M. Lecercle a faites sur
des lapins préalablement rasés l'ont amené à admettre qu'il
y avait de la part de la région cutanée soumise au souffle
électrique une émission de chaleur, sans que les régions

voisines subissent des modifications de température bien appréciables[1].

M. Guilloz, professeur agrégé de la Faculté de Nancy, a repris les expériences de M. Lecercle et a démontré[2], en remplaçant la peau du lapin par la paroi d'un ballon en verre rempli d'eau tiède, que l'élévation thermométrique, attribuée à la chaleur venue de la peau par rayonnement, était, au contraire, le résultat de la chaleur cédée au thermomètre par convection sous l'influence de l'agitation de l'air par le souffle.

Les recherches sur les variations de la température locale de la peau soumise à l'effluve n'ont jamais été faites sur l'homme; aussi nous a-t-il paru intéressant d'entreprendre des expériences capables de faire connaître les phénomènes vaso-moteurs dus à l'effluve.

Indiquons d'abord le dispositif expérimental adopté. Nous avons employé un thermomètre à température locale de Seguin; pour se mettre à l'abri d'une cause d'erreur possible provenant de l'action directe du souffle électrique sur le réservoir thermométrique, il était utile de protéger le thermomètre en le plaçant dans un manchon en verre dont le bouchon de caoutchouc maintenait en place la tige thermométrique.

Le réservoir du thermomètre était non pas au centre, mais très près de la circonférence du manchon. La pointe à effluve était dirigée vers le bord du manchon, de l'autre côté de la génératrice voisine du réservoir thermométrique. Dans ces conditions, si l'effluve s'accompagne de phénomènes vaso-moteurs au niveau de la région électrisée, il est certain que ces effets se manifesteront aussi au point où est appliqué le réservoir du thermomètre, à cause de sa proximité du centre de la zone impressionnée par l'effluve.

Avant chaque expérience, nous avons eu soin de laisser le thermomètre se mettre en équilibre de température avec la

---

[1] *Archives d'électricité médicale*, 1894, p. 93.
[2] *Id.*, p. 278.

162 H. BORDIER.

peau; on est obligé d'attendre environ trois quarts d'heure.

Sans nous inquiéter d'abord du signe de l'effluve, nous avons cherché à savoir s'il y avait une modification de la température locale de la région effluvée.

Région explorée : avant-bras, face antérieure. Pointe à angle obtus. Température initiale, 32°,3. On note successivement :

Première minute..................... 32°1
Deuxième   —   31,9
Troisième —   31,7
Quatrième —   31,5
Cinquième —   31,25

Il y a bien eu abaissement de température. Après cinq minutes, l'abaissement a été 1°,05; la pointe était distante de 5 centimètres de la peau de l'avant-bras.

Cet effet thermique est bien en rapport avec la sensation de fraîcheur qu'on observe pendant le souffle; il se produit une vaso-constriction bien suffisante pour rendre compte des heureux effets que nous obtenons en électrothérapie avec l'effluve, mais il était intéressant de savoir si les deux espèces d'effluve (positif et négatif) produisaient l'une et l'autre un abaissement thermométrique, et si cet abaissement avait la même valeur dans les deux cas.

De plus, au lieu d'arrêter la lecture du thermomètre en même temps que la machine, nous avons continué à observer la colonne mercurielle; cette lecture était indispensable pour connaitre exactement et entièrement la variation thermique cutanée. Dans les deux cas, la même vitesse était donnée à la machine statique.

Souffle positif. — Température initiale, 31°,2; région antéro-externe de l'avant-bras gauche. Voici les températures lues :

	Températures.	Abaissements.
Première minute	31°1	0°1
Deuxième —	31	0,2
Troisième —	30,8	0,4
Quatrième —	30,6	0,6
Cinquième —	30,4	0,8

Le souffle cesse à ce moment. On note successivement ensuite :

	Températures.	Abaissements.
Sixième minute	30°3	0°9
Septième —	30,3	0,9
Huitième —	30,4	0,8
Neuvième —	30,45	07,5
Dixième —	30,5	0,7

On attend encore un quart d'heure : le thermomètre ne remonte pas à la valeur initiale; il est encore à 0°,3 au-dessous de la température d'équilibre.

Pendant le souffle, la température s'est abaissée de 0°,8; l'abaissement maximum a été de 0°,9 et a eu lieu vers la septième minute.

Souffle négatif. — Température initiale, 32°; région antéro-externe de l'avant-bras droit, symétrique de la précédente, le thermomètre marque :

	Températures.	Abaissements.
Première minute	31°9	0°1
Deuxième —	31,6	0,4
Troisième —	31,4	0,6
Quatrième —	31,2	0,8
Cinquième —	30,9	1

Le souffle est arrêté, et l'on continue à lire le thermomètre :

	Températures.	Abaissements.
Sixième minute..........	30°8	1°2
Septième —	30,8	1,2
Huitième —	30,9	1,1
Neuvième —	30,9	1,1
Dixième —	30,95	1,05
Onzième —	31	1

La température tend à revenir lentement à son point de départ, mais sans l'avoir atteint un quart d'heure après. A ce moment, le thermomètre marque 31°,6. Ici, l'abaissement a été de 1° après la sixième ou la septième minute.

Ainsi, quel que soit le signe de l'effluve, la température de la peau s'abaisse. Les expériences que nous venons d'exposer prouvent de plus que l'abaissement est différent suivant le signe de l'électricité qui s'écoule par la pointe : le souffle négatif produit un abaissement thermométrique plus important que le souffle positif. Cette constatation, nous l'avons faite dans plusieurs expériences.

Il résulte bien de ces recherches que le souffle négatif a une action prédominante, non seulement au point de vue de la sensation produite, mais encore au point de vue des effets vaso-moteurs de la région soumise à son influence. L'abaissement thermométrique, qui atteint déjà, au bout de la cinquième minute, 0°,8 à 1°,1, suivant l'effluve employé, continue à se produire lorsque la machine est arrêtée. L'abaissement maximum a lieu vers la sixième ou septième minute, puis la température tend à reprendre sa valeur initiale; mais la marche ascendante du thermomètre se fait bien plus lentement que la marche descendante du début. Il faut tenir compte encore du débit de la machine; celle qui nous a servi pour nos expériences avait un débit variant entre 4 et 6 microcoulombs. Il est certain qu'avec une machine fournissant une grande quantité d'électricité, comme celle à cylindres d'ébonite que nous possédons, les effets vaso-moteurs sont bien plus accentués. Une chose intéressante à signaler, c'est que l'odeur d'ozone se communique à la peau électrisée par le souffle et persiste pendant plus de six heures après la séance.

L'abaissement de température, constaté soigneusement, comme on vient de le voir, lorsque la peau est soumise à l'effluvation statique, permet très bien de rendre compte de la sensation de froid éprouvée. Lorsqu'on pratique ce mode de franklinisation avec une machine à grand débit, comme la machine à cylindres concentriques de Bonetti, cette sensation est tellement prononcée, que nous avons vu un neurasthénique soumis à la douche électrique prendre un coryza pendant la séance.

L'effet thermique dû à l'effluve est lié incontestablement, comme le croit M. Lecercle, à des phénomènes vaso-moteurs. Il est très probable, et on ne pourrait guère l'expliquer autrement, qu'il y a sous l'influence du souffle électrique une vaso-constriction d'autant plus prononcée que l'on considère un point placé plus près du centre de la zone sur laquelle s'exerce le souffle. Cette vaso-constriction peut reconnaître pour cause l'énorme différence de potentiel qui existe entre la pointe électrisée et la peau, dont le potentiel est de signe contraire.

Quoi qu'il en soit, et quelle que soit d'ailleurs l'origine de l'abaissement de température, celui-ci existe bien et doit entrer en ligne de compte lorsqu'on fait l'étude de la sensibilité électrique de la peau ou que l'on cherche à comprendre les heureux effets de l'effluve, soit sur les nerfs sensitifs (névralgies), soit sur les nerfs trophiques de la peau (eczémas, ulcères variqueux, etc.). Comme on le sait, ces dernières affections ont été étudiées par M. le professeur Doumer, Loir et Marquant, de Lille; et par M. Monell, de New-York. Ces auteurs ont montré l'heureuse modification qu'apporte l'effluvation statique dans ces diverses affections cutanées

Douche électrostatique. — L'effluve dont nous venons d'étudier les effets au point de vue de la sensation produite sur la peau était obtenue à l'aide d'une tige terminée en pointe. On peut augmenter l'effet en prenant plusieurs pointes réunies en quantité sur un même conducteur de forme d'ailleurs quelconque. Dans ce cas, chaque pointe se comporte pour son propre compte, et l'effluvation ainsi faite porte le nom de *douche électrostatique.* La surface impressionnée est beaucoup plus grande qu'avec une seule pointe. M. Truchot a fait construire par M. Bonetti un petit appareil, appelé *araignée* à cause de sa forme spéciale. Il se compose de douze pointes, dont six pointes plus longues que les autres; les tiges sont horizontales et recourbées à leur extrémité vers le sol. A l'aide d'une chaine, on descend cette araignée à une certaine distance de la tête du malade isolé qu'on veut soumettre·à l'action de la douche.

Dans ces conditions, la sensation produite sur la tête et sur la face est remarquable; on éprouve le phénomène de la toile d'araignée très nettement et en même temps on éprouve dans le cuir chevelu un sentiment difficile à décrire, accompagné de la sensation de fraîcheur habituelle au souffle; la sensation ne saurait même se comparer qu'à celle ressentie sous l'influence d'une brosse mécanique de coiffeur passée violemment dans les cheveux.

La douche électrique, indépendamment de la sensation cutanée, produit d'excellents effets dans les cas d'insomnie des neurasthéniques, dans les névralgies et les migraines.

Aigrette électrique. — L'aigrette est très voisine de l'effluve précédemment étudié. C'est encore le résultat de la décharge d'un conducteur porté à un haut potentiel; mais cette décharge est bien différente de celle qui produit l'étincelle. Ici le phénomène n'est pas instantané et la forme du courant électrique est représentée par une courbe qui s'incline beaucoup plus sur l'axe des temps,

L'aigrette diffère également de l'effluve en ce qu'elle s'obtient avec une tige métallique terminée en pointe *mousse* ou à l'aide d'une sphère en substance médiocrement conductrice, comme du bois. L'électricité éprouve une plus grande difficulté à s'écouler que dans le cas de l'effluve, pour lequel la tige est terminée en pointe *conique*. En d'autres termes, la pression électrostatique est moins grande dans l'aigrette que dans l'effluve.

L'aigrette s'accompagne d'un bruissement particulier qui indique l'écoulement de l'électricité : il y a par conséquent un mouvement de l'air ambiant; mais ce mouvement est bien moins prononcé que dans le cas de l'effluve. Enfin, on voit, dans l'obscurité, une lueur violacée beaucoup plus nette que celle qui se montre quand on produit le souffle proprement dit.

La sensation cutanée due à l'aigrette est celle d'un sentiment de chaleur ou de très légères petites piqûres. Cette sensation n'est point douloureuse. L'aigrette obtenue avec une boule de bois est plus vivement ressentie que celle qui s'échappe d'un conducteur métallique. Quel que soit le conducteur, celui-ci doit être placé à une faible distance de la peau, 3 ou 4 centimètres.

Nous avons recherché si l'application de l'aigrette en une région de la peau modifiait la température locale de cette région et si les phénomènes vaso-moteurs pouvaient être décelés par le thermomètre.

Nous avons employé le même dispositif expérimental que celui indiqué à propos de l'effluve : le thermomètre à température locale était à l'abri de l'action de l'aigrette dans le manchon de verre. Nous avons pris pour produire l'aigrette une boule en bois de 22 millimètres de diamètre qui était placée à 2 centimètres de la peau.

Voici les résultats obtenus avec l'aigrette positive et l'aigrette négative :

1° *Aigrette positive.* — Face dorsale de l'avant-bras.

Température initiale..............	32°8
Après 5 minutes d'aigrettes........	32,6
Abaissement de température........	0,2

On continue à observer le thermomètre qui marque :

Après 10 minutes	32°7
15 —	32,8
23 —	32,9

Ainsi, l'aigrette a produit un abaissement de la température locale, mais peu prononcé, et, après une vingtaine de minutes, il y a au contraire une légère élévation sur la température initiale.

2° *Aigrette négative.* — Face dorsale de l'avant-bras :

Température initiale	31°2
Après 5 minutes d'aigrette..........	31°05
Abaissement de la température	0,15

Le thermomètre remonte après quelques minutes à sa valeur primitive. Comme ces expériences le montrent, l'effet thermique de l'aigrette est bien faible. Ce résultat rend compte de l'absence de douleur et de la très faible sensation cutanée produite par l'aigrette.

Ce que l'on peut retenir, c'est qu'il n'y a pas élévation de la température, comme dans le cas des étincelles, mais une tendance à l'abaissement de cette température, et par conséquent à la vaso-constriction.

Lorsqu'on emploie un conducteur métallique dont l'extrémité est ovoïde, on a, en même temps que l'aigrette véritable, de très fines étincelles qui viennent produire des résultats différents et troubler les phénomènes vaso-moteurs. C'est ce qui explique la rubéfaction constatée par certains auteurs après l'application de l'aigrette. Aussi pensons-nous que l'on doive exclusivement choisir une boule en bois ou en toute autre substance médiocrement conductrice pour obtenir l'aigrette *pure*.

La sensation déterminée par l'aigrette sur la peau est utilisée en électrothérapie pour obtenir des effets sédatifs sur les régions très sensibles, telles que la face.

Bain électrostatique. — Un des modes de franklinisation très employé, comme l'on sait, est le bain électrique ou mieux, pour éviter certaines confusions, le bain électrostatique. C'est l'état du sujet dans lequel celui-ci fait partie du conducteur, dont il partage l'état. Il est, en somme, un simple prolongement de l'un des pôles de la machine, le pôle opposé étant prolongé par le sol lui-même, et ces deux prolongements, chargés d'électricité contraire, sont séparés par la couche d'air qui se trouve entre le sol et le tabouret.

Il ne faut pas croire que dans le bain électrique l'électricité soit en repos; il y a au contraire déperdition et renouvellement constants d'électricité. Si l'on arrête la machine, le sujet cesse alors de donner des signes électriques. La décharge se fait donc d'une façon continue dans l'atmosphère qui entoure le sujet. Celui-ci se trouve dans le circuit d'un véritable courant d'électricité statique qui s'échappe par tous les cheveux, les poils des vêtements, le bout des doigts, les cils, etc.

Cet écoulement d'électricité donne lieu à des sensations particulières qui sont accusées différemment, suivant les individus; cependant, on peut distinguer un picotement général, surtout accentué vers les cheveux : la sensation d'une toile d'araignée flottant librement sur la figure est assez nette. On peut encore remarquer une sensation de souffle sur le bout des doigts, de chaleur aux mains, de la sueur, etc.

L'action du bain statique est naturellement généralisée; elle se porte sur tous les nerfs de la peau, nerfs sensibles et vaso-moteurs. Cette action, difficile à constater sur les sujets sains et bien portants, est au contraire très nette lorsqu'on soumet certains malades au bain. C'est ainsi que l'on voit des malades à peau sèche et insensible, difficile à réchauffer, recouvrer rapidement la sensibilité et avoir une circulation cutanée aussi active qu'auparavant grâce à l'influence du bain. Il faut cependant remarquer que si l'action immédiate du bain statique est toute périphérique, celle-ci détermine secondairement des réactions internes d'un grand secours dans le traitement de certaines affections, comme l'anémie, l'hystérie, la neurasthénie.

On s'est demandé si le bain positif était préférable au bain négatif ou inversement. Giacomini (¹) attribue au bain négatif une action hyposthénisante que n'aurait pas le bain positif. En réalité, on est peu renseigné sur la différence des deux bains au point de vue des effets sensitifs.

(¹) *Biblioth. du Médecin praticien*, t. XIV, p. 90.

Quant aux applications thérapeutiques, nous avons eu l'occasion de constater que dans le traitement de l'eczéma, le bain négatif semble préférable au bain positif. (*Lyon médical*, 2 février 1896.)

CHAPITRE VI

V. — Courants de haute fréquence.

Ces courants, de découverte toute récente, ont eu pour point de départ les expériences de Hertz, qui, au moyen de la décharge des condensateurs, a montré la possibilité d'obtenir des ondulations électriques extrêmement rapides, pouvant atteindre, comme fréquence, un billion par seconde. En Amérique, Elihu Thomson et Tesla purent obtenir des courants de très haut potentiel et de grande fréquence qui firent l'étonnement du monde savant.

Mais c'est au professeur d'Arsonval que revient l'honneur d'avoir étudié ces courants de haute fréquence, au point de vue biologique, et d'avoir montré que le médecin possède avec eux un précieux moyen d'obtenir des modifications dans les échanges nutritifs (oxygène absorbé, acide carbonique exhalé, urée éliminée, etc.) pouvant servir à la guérison de certaines maladies encore mal déterminées.

D'ailleurs, M. d'Arsonval s'occupait depuis plusieurs années déjà de l'influence de la rapidité des interruptions des machines à courants alternatifs sur les excitations sensitives et motrices. Dès 1888, cet éminent physicien-biologiste était arrivé à obtenir avec un alternateur 10,000 excitations par seconde. C'est donc méthodiquement que d'Arsonval a été conduit à étudier les effets des courants de grande fréquence sur l'organisme.

Il était tout indiqué, pour le sujet qui nous occupe, de chercher à voir comment la sensibilité est modifiée par ces courants. Nous devons d'abord exposer le dispositif que nous avons utilisé pour la production des courants de grande fréquence.

Ne possédant malheureusement pas d'alternateur au laboratoire, nous avons employé une grosse bobine de Ruhmkorff et un trembleur rapide. La bobine, qui est une des plus volumineuses que l'on trouve, avait un fil induit de 130 kilomètres et était munie d'un condensateur de 15 microfarads. Les deux fils portant les bornes de la bobine induite arrivaient au système imaginé par M. d'Arsonval et que nous allons décrire (*fig.* 19).

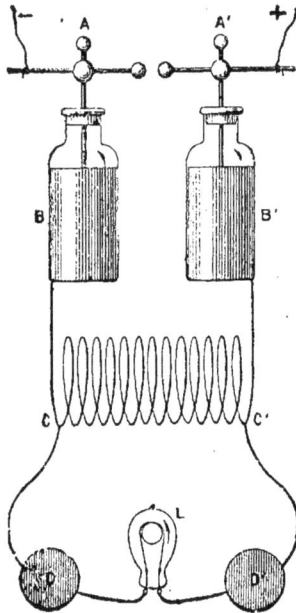

Fig. 19. — Dispositif pour les courants de haute fréquence.

Deux bouteilles de Leyde B B', portent à leur partie supérieure, au moyen des armatures internes A et A', deux tiges métalliques horizontales terminées en boule et dont la distance peut être réglée à volonté; c'est entre ces boules que se fait la décharge oscillatoire des condensateurs. Chaque bouteille de Leyde repose sur une lame de cuivre portant deux tiges munies de bornes où l'on fixe, soit un solénoïde à gros fil *cc'*, soit un autre solénoïde contenant dans son intérieur un circuit induit de second ordre, le tout contenu dans de la valvoline.

Supposons qu'en C C' soit un solénoïde à gros fil; à chaque fois qu'une étincelle part entre A et A', un courant oscillant extrêmement énergique prend naissance dans le solénoïde; si, à l'aide d'un arc métallique, on réunit une des spires de solénoïde à une autre, ou l'une des plaques inférieures à l'autre, on voit une étincelle qui est beaucoup plus longue que celle qui éclate entre A et A'; la self-induction du solénoïde joue ici le principal rôle. Appelons le courant alternatif de grande fréquence pris en CC', courant de premier ordre.

Si, maintenant, on prend un solénoïde identique au premier (*fig.* 20) et renfermant dans son intérieur un autre solénoïde à fil fin plongé dans de la valvoline, on a, en SS', un courant alternatif de grande fréquence, mais dont la tension est très augmentée. Appelons-le courant de second ordre.

Avec l'un ou l'autre dispositif, on obtient des courants alternatifs d'une très grande fréquence, pouvant atteindre 500,000 à 1 million d'alternances par seconde.

Si l'on prend dans les mains des rhéophores métalliques,

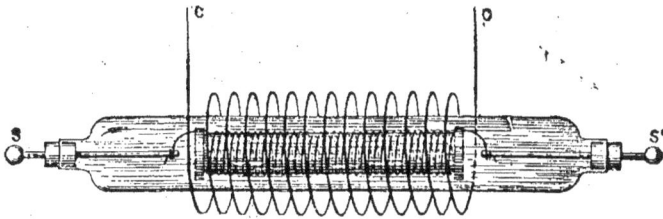

Fig. 20. — Courants de haute fréquence; courants de second ordre.

on n'éprouve absolument aucune sensation au niveau de ces électrodes, que l'on se serve du courant de premier ordre ou du courant de second ordre. Rappelons brièvement l'explication qu'a donnée M. d'Arsonval de ce résultat paradoxal. Deux explications pouvaient être tentées : 1° ou bien ces courants à haut potentiel ne pénètrent pas dans l'organisme; 2° ou bien nos nerfs sensitifs ne peuvent pas être excités par des vibrations aussi rapides.

La première hypothèse doit être écartée, car des expériences récentes de M. d'Arsonval ont montré que si on place dans l'intérieur du solénoïde un animal quelconque, sans qu'il existe aucun contact, le corps de cet animal est le siège de courants induits capables de modifier les combustions intimes

ét capables aussi d'agir à leur tour sur un circuit fermé dans
lequel on peut placer une lampe à incandescence que l'on voit
s'illuminer. Il y a donc bien pénétration de ces courants alternatifs de grande fréquence dans le corps.

Par conséquent, la deuxième hypothèse doit être considérée
comme acceptable, jusqu'à ce qu'on en trouve une autre
meilleure, ce dont il est permis de douter. Nos nerfs sensitifs
cutanés ainsi que les nerfs moteurs sont organisés de manière
à répondre seulement à des vibrations de fréquence déterminée : ces nerfs se comporteraient alors comme ceux de
sensibilité spéciale, optique et acoustique, pour lesquels, on
le sait, les vibrations trop rapides ou trop lentes restent sans
réponse.

On peut expliquer l'absence de sensations de la part de ces
courants extraordinairement rapides par l'action particulière
appelée par Brown-Séquard *inhibition*. Ces courants exerce-
raient un effet inhibitoire sur nos terminaisons nerveuses
sensitives, comme l'a constaté le professeur d'Arsonval ; il dit,
en effet : « Les tissus traversés par ces courants deviennent
rapidement moins excitables aux excitants *ordinaires*. Cette
diminution se traduit même par une analgésie remarquable
qui frappe les points par où le courant pénètre dans le corps ;
cette analgésie persiste, suivant les cas et les sujets, de une à
vingt minutes. »

Nous avons essayé de voir ce que devenait la sensibilité
électrique des régions soumises pendant un temps donné à
ces courants de grande fréquence, ce qui présente pour nous
un intérêt particulier.

Nous avons expérimenté d'abord avec les courants faradiques, puis nous avons exploré de la même façon la sensibilité
électrique avec les courants galvaniques.

1re EXPÉRIENCE. — Le sujet est placé sur un tabouret isolant
recouvert d'une plaque métallique reliée à l'une des extrémités
du fil de la bobine plongée dans la valvoline. Dans la paume

de la main droite du sujet est placé un cylindre *métallique* communiquant avec l'autre borne de la bobine de second ordre. Le courant inducteur qui anime le trembleur rapide et qui produit le courant de haut potentiel est fourni par 15 accumulateurs. On a déterminé au préalable la sensibilité de la paume de la main du sujet avec les courants faradiques en se servant du rhéostat en U. La sensation *minima* a lieu pour la division 59.

Après trois minutes de passage du courant de haute fréquence et de haut potentiel, on cherche de nouveau l'apparition de la sensation pour les courants faradiques. On est obligé cette fois d'élever le rhéostat jusqu'à la division 64; ce qui signifie que la résistance interposée sur le trajet du courant faradique a dû être diminuée pour que le sujet puisse sentir le courant. Donc, le courant de grande fréquence a produit une grande diminution de la sensibilité farado-cutanée de la région soumise à ce courant.

2ᶜ EXPÉRIENCE. — Courant de haute fréquence (1ᵉʳ ordre). Le même dispositif expérimental est employé; mais, cette fois, les fils sont reliés aux bornes CC' (*fig.* 19). L'apparition de la sensation produite par le courant faradique, en utilisant un tampon explorateur et la méthode monopolaire, a lieu lorsque le rhéostat est à la division 48.

Le sujet est soumis pendant 3 minutes au courant de d'Arsonval.

On va explorer de nouveau la sensibilité toutes les minutes, à partir de la cessation du courant de haute fréquence :

```
Première minute................... 54
Deuxième    —  ................... 52
Troisième   —  ................... 50
Cinquième   —  ................... 48
```

Il y a bien eu anesthésie partielle, puisque la sensation *minima* ne s'est montrée que pour la division 54 du rhéostat, au lieu de 48; mais cette anesthésie n'a pas été de longue durée (5 minutes environ).

3ᵉ EXPÉRIENCE. — Courants de haute fréquence (2ᵉ ordre). C'est la même expérience que la première; mais, cette fois, on a exploré la sensibilité, toutes les minutes, et jusqu'à ce qu'elle ait repris sa valeur initiale. La sensation *minima* avant le passage du courant de haute fréquence a eu lieu pour la division 48 du rhéostat.

Après 3 minutes, on recherche de nouveau la sensation *minima* :

Première minute....................	58
Deuxième —	58
Quatrième —	58
Cinquième —	57
Sixième —	57
Septième —	56
Huitième — ,.................	55
Neuvième —	55
Dixième —	52
Onzième —	51
Douzième —	50
Treizième —	48

Le résultat est bien de même sens que celui déjà trouvé dans les expériences précédentes; mais on voit, de plus, que l'anesthésie a été plus profonde avec les courants de second ordre qu'avec ceux de premier ordre.

Modifications de la sensibilité galvano-cutanée. — La recherche de la sensibilité galvanique a été faite ici avec le pôle positif; la possibilité de mesurer l'intensité rend les déterminations plus précises.

Courant de 1ᵉʳ ordre. Apparition de la sensation *minima* avant l'expérience, 2 mA. Le sujet est soumis au courant de haute fréquence de premier ordre, bornes CC', pendant 4 minutes. On cherche de nouveau le moment de l'apparition de la sensation, et on trouve cette fois 3,5 mA.

Il faut augmenter le courant pour produire sur la même région cutanée la même sensation. Le courant de haute fréquence jouit donc de la propriété de diminuer la sensibilité électrique de la peau aussi bien par les courants galvaniques que pour les faradiques.

Courant de 2e ordre. La sensation initiale a lieu encore pour l'intensité 2 mA. Le sujet est soumis au courant de d'Arsonval pendant 4 minutes; puis on recherche de nouveau le moment d'apparition de la sensation galvanique. Il faut cette fois 4 mA. pour que la sensation ait lieu.

Il est donc permis, devant ces résultats, de généraliser et de dire que le courant de haute fréquence de second ordre atténue davantage la sensibilité électrique de la peau que le courant de premier ordre.

Nous avons encore voulu voir ce que devenait la sensibilité électrique de la peau lorsqu'on produit avec ces courants la *friction* sur une région donnée. On sait que cette friction s'obtient en interposant entre la peau et un rhéophore métallique un morceau de flanelle ou de papier huilé; il jaillit alors entre le rhéophore et la peau une véritable pluie de feu qui agit énergiquement sur les nerfs sensitifs en occasionnant une sensation douloureuse, comme la friction statique. La douleur est d'autant plus vive que l'on déplace moins vite le rhéophore; si on promène l'électrode rapidement, on n'éprouve qu'une sensation de chaleur peu douloureuse.

Ayant mesuré l'apparition de la sensation faradique sur la face dorsale de la main d'un sujet, nous avons trouvé au rhéostat 48; puis nous avons soumis cette même région à la friction de haute fréquence pendant 5 minutes. La sensation faradique minima n'a plus eu lieu que pour la division 60 du rhéostat; il y a donc eu nettement anesthésie des téguments.

Nous ferons remarquer ici que si l'on employait pour appliquer les courants de haute fréquence des électrodes recouvertes comme celles habituellement utilisées en électrothérapie, les différentes couches de gaze interposées entre la plaque métallique et la peau joueraient le même rôle que la flanelle et qu'il jaillirait entre la plaque et la peau, à travers les tissus

12

spongieux des électrodes, une multitude d'étincelles qui sont loin d'être agréables, comme nous l'avons vérifié plusieurs fois.

Une autre remarque relative à l'action de ces courants sur la sensibilité cutanée, c'est que si l'on prend entre les doigts l'un des fils de la bobine induite placée dans la valvoline, bien que l'autre fil ne soit pas en communication avec le corps, on éprouve à ce niveau une sensation très vive de brûlure et de *chaleur* qui oblige à abandonner le fil. La brûlure que l'on ressent dans ces conditions n'est point un phénomène de suggestion, car il y a une véritable mortification des tissus en ce point lorsqu'on a persisté, malgré la douleur, à garder pendant plusieurs minutes le bout du fil de second ordre entre les doigts.

TABLE DES MATIÈRES

——

CHAPITRE Ier

CHAPITRE II

CHAPITRE III

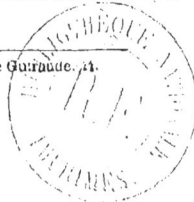

Bordeaux. — Imp. G. COUNOUILHOU, rue Guiraude, 11.

A LA MÊME LIBRAIRIE :

Bordeaux — Imp. G. GOUNOUILHOU, rue Guiraude 11.

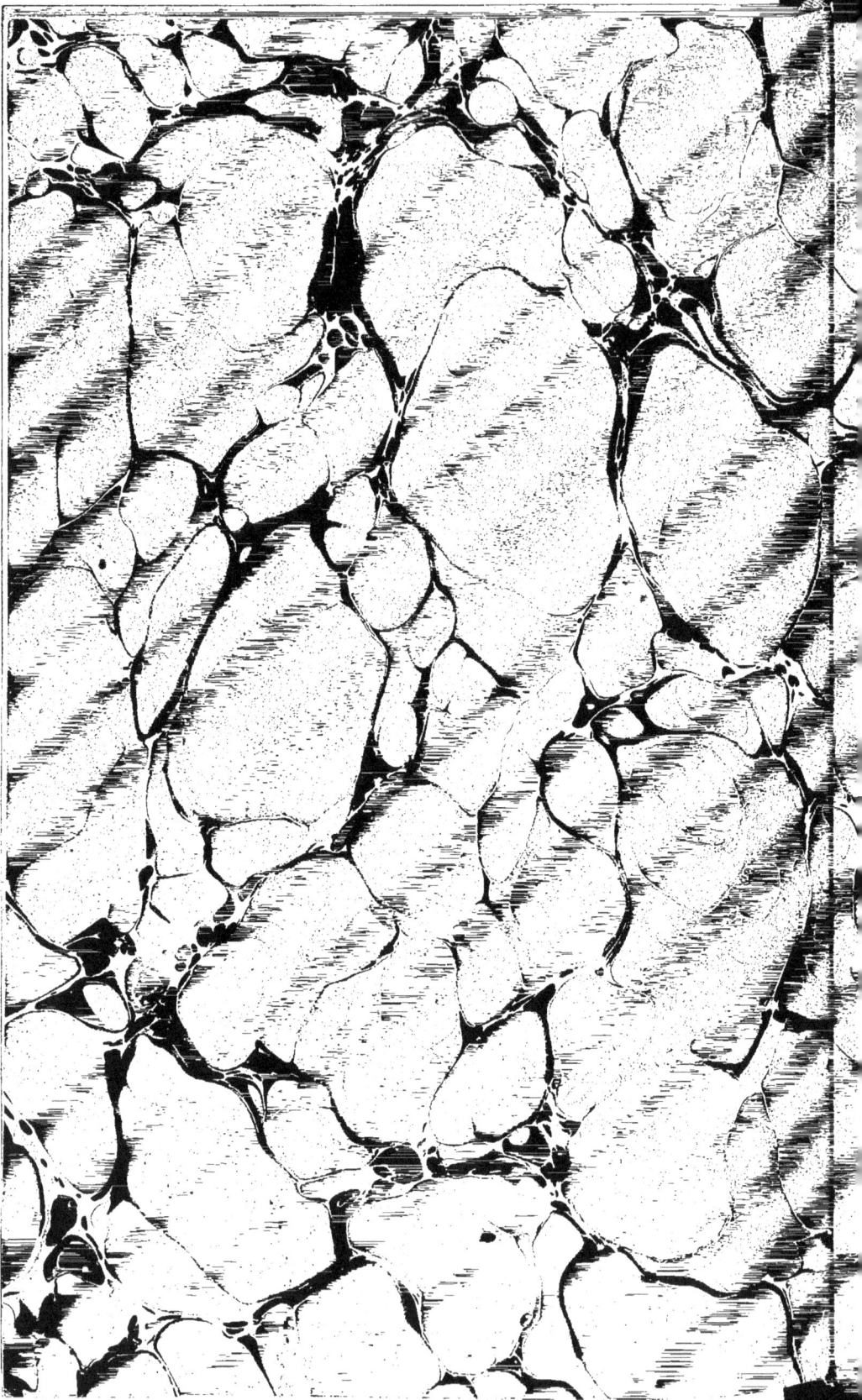

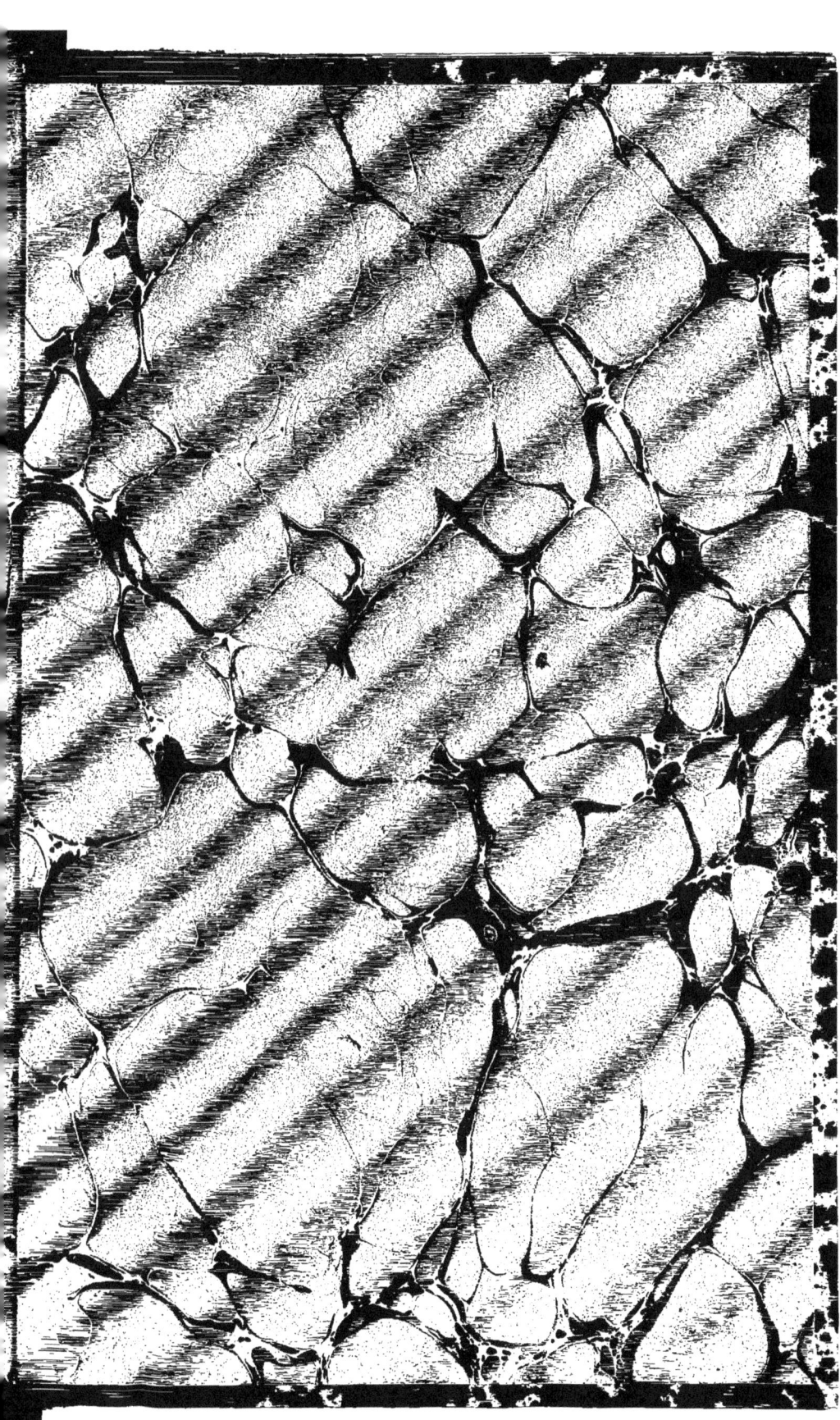

www.ingramcontent.com/pod-product-compliance
Lightning Source LLC
Chambersburg PA
CBHW031326210326
41519CB00048B/3266